U0303207

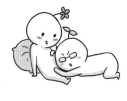

怀孕
需要改变什么

刘旸 著

曾小兰 陈颖瑶 绘

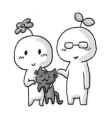

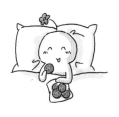

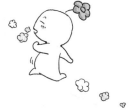

商务印书馆
The Commercial Press

本书人物设定

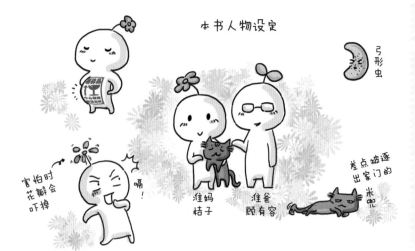

弓形虫

害怕时
花瓣会
吓掉

嘣！

准妈
桔子

准爸
顾有容

差点被逐
出家门的 米兜

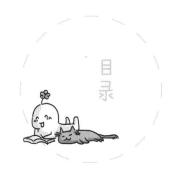

目录

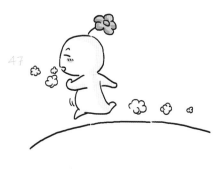

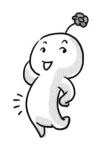

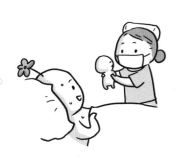

热身

体温里面有玄机

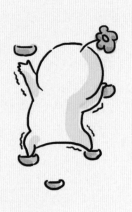

2013 年年底公司开会，产品经理介绍新产品"研究生"app，开篇动情。她的三个好友先后流产，其中一个是黄体功能异常反复流产，还有一个本来月经就不规律，怀上不容易，而这些问题都能通过基础体温监测得到一定程度的解决。她说一定要做一款好用的备孕 app。这时坐在我旁边的男同事表情怪异地转头问我："什么是黄体？基础体温是什么？"学生物十年的我在空空如也的大脑中检索，然后茫然地摇摇头。年会结束，我作为内容顾问加入备孕 app 项目组，后来得知年会的时候自己已然怀孕，而问问题的男同事则更早加入了准爸爸行列。

读一点历史

事后恶补知识，时常觉得惊奇，现代医学发展那么多年，对女性基础体温和生理周期以及生殖健康之间的联系竟知晓得如此之晚。

1868 年和 1878 年，英国和美国医生分别记录了女性清晨的体温，发现一个生理周期（从一次来月经到下次来月经）的体温曲线明显分成两段，前段略低后段略高；但到了下个世纪初，一位荷兰科学家才率先发现这个变化和排卵有关，经过科学家们 20 多年的研究，科学界终于认可，生理周期后半截体温升高，是排卵后激素水平迅速改变所致，因此可以说是排卵的直接指征，而这段体温高的区间，就是激素改变的直接指征（见下页图，尤其注意雌激素和黄体酮的变化）。

20 世纪 30 年代，日本和奥地利科学家又取得神奇发现：尽管不同女性生理周期不同，但后半截——也就是排卵到来月经之间——总是 12~16 天；相比来说，月经后到排卵之间变数更大。于是他们开发了风靡一时的"月经周期避孕法"，其中安全期只在排卵后（现在我们知道，"月经周期避孕法"不是很可靠哦）。1935 年，某位德国牧师灵机一动：既然基础体温变化能把一个月精确细分，何不以此取代月经周期来判断易孕期和不易受孕期？

怀孕需要改变什么

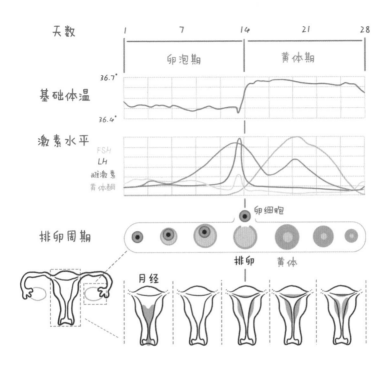

女性生理周期内的基础体温、激素水平和排卵情况示意图

于是 20 世纪 40~60 年代，科学家一直致力于开发基于基础体温的简单计算法。他们追踪了成千上万名女性，不断修正，最后简化成"3 接着 6"规则，即夫妇俩只要看到女性体温已经上升并持续保持 3 天，而且之前 6 天都在低的阶段，就是排卵完成，这个周期内不再容易受孕，因为卵细胞排出后只能存活 1 天。

1970 年，科学家的观察继续深入，发表了通过宫颈黏液（也就是白带）判断排卵的方法。此法也很准，有医疗机构建议用体温结合白带，为判断排卵加一重保险。但白带法貌似从没像月经周期和体温法那样广为流传。

20世纪80~90年代，人们对孩子是怎么生的了解得已经够多了，于是开始关注生不出来的状况；另外，生物技术的发展让科学家能更准确地通过血液甚至尿液中的激素水平判断排卵。排卵试纸的曙光到来了！它能帮助夫妇在一个周期内更准确地抓住受孕时机，也能发现未排卵的情形。

异常的基础体温

随着人们对健康愈发关注，体温曲线的含义也得到了扩充，除了用于避孕和寻找易孕窗口期，还可以帮助人们发现健康问题的端倪。比如，从体温能看出当月没有排卵（有时候当月过于疲劳，或生活不规律，也会造成本月不排卵，这种情况并不是十分罕见的）；高体温相位少于10天，或高体温缓慢下降（而非骤降），有可能是黄体功能不良，黄体功能异常则容易影响着床，造成流产和不孕，具体的问题需要请医生判断；体温不显示骤升骤降，有可能是排卵前黄体酮不足，排卵不正常，也需要去请教医生；除此之外，基础体温还能反映甲状腺的健康状况；最后，如果你有一个标准而漂亮的体温曲线，但经过长年、反复的尝试，仍无法怀孕，可能需要揪上老公一起检查。

看，对于备孕来说，基础体温监测虽然没有排卵试纸那么方便和高科技，但毕竟完全免费啊！

"基础体温"不是普通的体温

虽说人是恒温动物，但正常状态下（不熬夜、至少睡了 4 个小时、不是每天心力交瘁或精神紧张），人每天的体温会发生微妙变化，夜里睡觉时低，白天高（下图是逐小时测量的体温）。

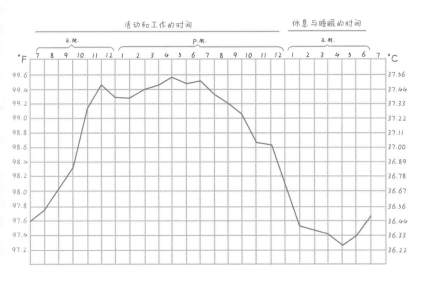

一天当中的体温变化

基础体温的定义是休息时身体的最低温度。鉴于普通人没法边睡觉边量体温，所以可以近似地测早上一睁眼还没做任何事的时候躺在床上的体温，当作基础体温。

体温计可以插在四个地方，数值略不同：舌下、腋下、肛门、耳道。那适合女性测基础体温的是哪儿呢？一般建议测舌下，其实口腔各处都差不多，只是上腭接触面太小，而且不好夹持。

肛门是测体温最准确的地方，因为离你身体内核最近，所以给小朋友测的时候会用。当然你每天基础体温也可以测这里，只是大清早迷迷糊糊的，在床上不好倒腾。

腋下最不准，因为姿势、汗液和脂肪厚度的不同会造成变数较大（胖姑娘和瘦姑娘可能腋下温度差很多，但口腔差不多），所以一般用来判断是否发烧，而无法可靠反映基础体温的微妙变化。

耳温也很准，只是需要特殊仪器。你可能记得非典期间过海关时，机场人员拿个枪状的东西朝你耳孔一比画，体温就读出来了，要是海关测其他地方就惨了……

如果生理周期和卵巢功能一切正常，能分泌恰到好处的激素，那将形成漂亮的双相曲线，前低后高，而且每个人每月的基础体温曲线惊人地吻合。目前很多软件也有了智能的计算方法，哪怕隔天测、空几天测，也能拟合出曲线。

需要强调的是，在"基础体温界"的高温和低温，其差别只有零点几度。如果某天体温飙升，可能是这位姑娘睡懒觉了；如果高出很多而且居高不下，那可能发烧了……

基础体温曲线为什么分两截？

为什么来月经？排卵和来月经有什么关系？身为女性，如果你能回答这些问题，请自豪吧！

再明确一遍，周期是以来月经为起点和终点，排卵把周期分成前后两截。前半截雌性激素较高，抑制体温；排卵后卵泡壁腺体愈加丰富，看上去充满黄色颗粒和脂滴，所以叫黄体。黄体绝不是没用的器官，它分泌黄体酮，我觉得更形象的名字是孕酮。孕酮促进子宫壁加厚，如果卵细胞受精了，受精卵就会在增厚的子宫壁上安然着床。孕酮还会使体温升高。如果没受精，黄体将在下一个周期前降解，体温回到初始的水平，一切重新开始；如果着床了，黄体就一直存在，持续分泌孕酮，让体温一直维持在高相，直到 3 个月后胎盘取代黄体的功能。

白带也很准哦

如果你从没关注过自己白带的周期变化，不妨尝试观察一下颜色、质地、量的多少，你会发现它也非常规律，激素作用真神奇啊。月经刚结束时有一段干燥期，然后白带开始分泌，最初有点浑浊，黏黏的，像"黏米饭"；排卵前两三天，会变清，像生蛋白的质地——这就是造小人儿的最佳时机了！排卵结束，再变成"黏米饭"，再变干，最后子宫内膜剥落，就来月经了。

不备孕，测体温也有用

　　说历史的时候强调过，基础体温能反映女性生殖健康，而且完全免费！恳请大家对自己好一点吧，早发现问题，将来能省大麻烦。

　　而且除了严肃的，也有好玩的用处——源远流长的避孕应用。这里只说实验和数据，并不是建议你据此避孕。

　　早在 1967 年，德国医生就招募了 996 名女性，共计测了 59 566 个月经周期。其中 689 人在总共 48 214 个周期中使用了基础体温避孕法（通过基础体温曲线判断排卵日，向前 6 天和向后 1 天最易孕，因为精子能在女性体内待 3 天，有的能存活 6 天，而卵细胞排出来 1 天就死了），整个时间段共 125 例意外怀孕，换算成一个人，相当于 100 年失败 3.1 次；另外 307 人在 11 352 个周期中利用了严格版基础体温避孕法（只在高温持续 3 天之后到下次月经之前做爱），失败率低至 100 年 0.8 次！

　　所以，一般来说，坚持测基础体温的女性，半年或一年后，就能看出自己是不是周期规律、排卵是不是在周期中的固定某天。再次强调，我在这里只说实验，并不是建议你据此避孕。

起居篇

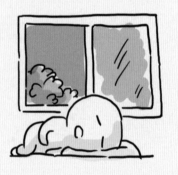

我是非著名小猫米兜的妈。2014 年 1 月 2 日，"老朋友"没有如约而至,我用验孕试纸测出两道杠,又加了一重妈妈身份。我还是运动爱好者, 跑过半程马拉松,平时跑 10 公里无压力,有时骑车上班,往返 46 公里。

怀孕是个神奇的事儿, 你自己还毫无感觉, 同事、父母、姨舅叔婶已全不把你当正常人,生活中的一切习惯都变成高危。作为生物学博士,我原本自诩对身体有了解,但势不可当的奇怪怀孕警告,也在我心里撩拨起担心和困惑。但随着肚子的"进展",我的心情愈加安定,小猫一直睡在我枕边,我保持锻炼如常,胃口从没差过。

怀孕就不能养猫了吗?

自从桔子怀孕后,家里的猫得到了前所未有的频繁"问候"……

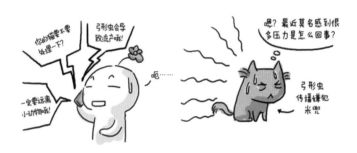

知道我怀孕后,米兜得到了前所未有的频繁"问候":"你的猫要不要处理一下?""弓形虫会导致三个月内流产哦!""要不让小米兜到我们那儿住几个月?"

赶紧查了一下,弓形虫感染还真普遍,除了和我们没关系的(呃,我是说和生小孩没关系的)动物,人类感染率也非常高,尤其在常吃生肉的欧洲,据统计80%的德国人和88%的法国人

都感染过弓形虫。弓形虫对胎儿也果

然有影响，而且感染时间在孕程中越晚，风险越大。原因很直观——胎盘大，弓形虫穿透它的概率也更大，穿过了胎盘屏障，有可能流产，也可能造成胎儿神经系统发育不良。等等！难道上面说的那么多外国人，都会生出畸形小孩吗？

实际上只有妊娠期首次感染弓形虫才危险（如果孕前感染过弓形虫，就有了抗体，可以保护准妈妈和胎儿了），所以医生强调孕期要告别寿司和生三文鱼（好在不是一辈子告别），其实我们平日吃住中接触各种寄生虫的风险以及后果，很多都比弓形虫严重。

弓形虫只有在猫的肠壁才能形成有传染性的卵囊，所以这几年特别流行怀孕后把猫送人，这怕又是一条有中国特色的习俗——我在美国多年，从没听说怀孕后要把猫送走，很多人为了迎接宝宝，怀孕后还特意养个小猫小狗，让宠物和宝宝一起长大呢。弓形虫卵囊确实会从猫的粪便排出，继续传染，但这也意味着并不是所有接触猫的行为都是危险的。最重要的是，猫咪不能一概而论！米兜从没打过野食，可疑食物一概不碰，它也没可能感染弓形虫啊。

给父母一讲，加上我态度坚决，他们放松不少，反而每次来看我都要求我抱米兜下楼给他们看看。本以为可以糊弄过去，谁知顾有容的爸妈打来电话，开门见山让我远离"小动物"。接电话的当间儿，米兜抬起俏丽的小脸儿，用可怜的小眼神望着我。我狗急跳墙，说做过检测了。这下可好，人不能言而无信。只好抱米兜去医院。

以前我一直觉得米兜是世上最温顺的小猫，不咬人不抓人，喜欢人，不理解为啥同事都说米兜是"泼妇"。来了宠物医院，见到其他小猫，才终于信服了米兜的凶狠。医生看了一眼米兜，走出门对助手说，就是那小猫，老哈人（对着人呲牙）。抽血的过程惊天地泣鬼神，中途米兜还往人家办公桌抽屉缝里尿了一泡。好歹总算抽够了血。

10分钟后，医生出现在门口，满脸焦虑，我心里一沉。她举起离心管说："米兜高血脂，你们都喂什么啊，蛋黄？肉？"真是冤枉，米兜只吃最贵最健康的猫粮！只是不限量……又过了一会儿，医生拿着俩扁平盒子回来，两个板子上面都是"一道杠"。和验孕试纸差不多的原理，只有对照条带：米兜不仅现在没有弓形虫感染，而且从没和弓形虫有过任何瓜葛。试纸边上的"TOXO"，就是弓形虫（*Toxoplasma*）的意思，Ag是抗原，Ab是抗体。

虽然结果称不上意外，但这一刻我也意识到，之前我把米兜置于一个尴尬的位置了。和未来的宝宝比起来，米兜不是我的一切，但我却是米兜的一切。我的父母和其他家人也爱米兜，对我来说是很重要的。而所有问题，只需通过几分钟的检测就可以全部勾销。

医生的嘱咐老生常谈："不用害怕。我们医生怀孕8个月了还照顾小动物，给小猫做手术呢。回去铲猫砂这种活儿交给别人干就好了。"说着瞪了顾有容一眼。

弓形虫小结

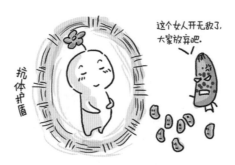

抗体护盾

这个女人开无敌了，
大家放弃吧。

弓形虫只能在猫科动物的体内产生具有传染性的卵囊，并在猫咪首次感染的前两周通过粪便传播。准妈妈碰上这种猫咪的几率本身已经很小，狗狗和其他宠物的主人就更不必担心了。

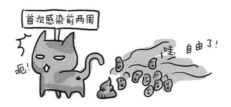

首次感染前两周

呃！

哇，自由了！

比养猫更危险的是生肉，实际上很多人感染弓形虫也是因为吃半生不熟的肉类。

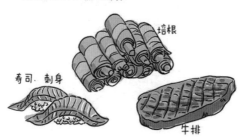

培根

寿司、刺身

牛排

知道了以上这些, 不用因为养猫而恐慌了,
但作为一名懂科学的准妈咪, 该怎么做呢?

备孕期间去医疗机构给宠物和人做弓形虫检测, 确保
无感染或已有抗体.

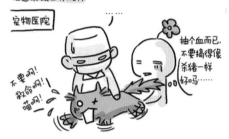

暂时远离刺身, 带血牛排等食物, 厨房也要生熟分开.

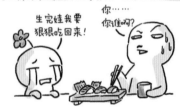

让准爸爸掏猫砂吧, 如果一定自己做, 请仔细洗手!

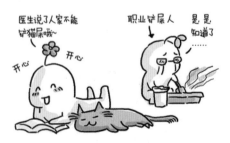

怀孕需要改变什么

需要换姿势睡觉吗？

查看网站或相关书籍，通常会得到肯定的答案。一般建议准妈妈在孕晚期朝左侧睡。很多人在下面回复："冲门睡可以吗""我得背对墙""老公在右边""朝左睡不着怎么办"……短答案是，任何建议都是在不影响睡眠质量的前提下才成立。总不能上闹钟

人类古怪睡觉习惯示例：

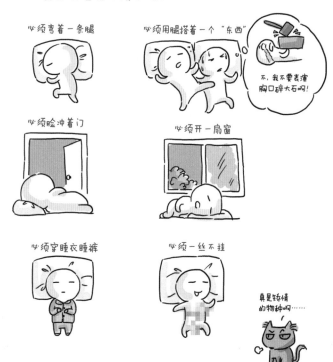

必须弯着一条腿

必须用腿搭着一个"东西"

不，我不要表演胸口碎大石啊！

必须睑冲着门

必须开一扇窗

必须穿睡衣睡裤

必须一丝不挂

真是矫情的物种啊……

动物睡姿大赏：

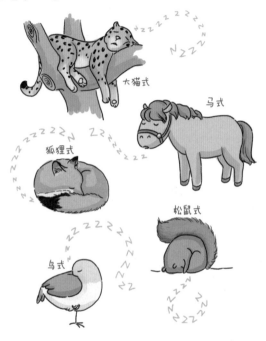

检查睡姿吧，如果夜里醒了发现躺在另一侧或者采取了奇怪的姿势，也不用担心把宝宝憋坏了，扭到左侧就行。但如果你还在备孕阶段，确实可以有意培养自己适应左侧睡姿，尤其是那些喜欢肚皮朝向天花板或者肚皮朝下的姑娘。

　　我的早期反应不具普适性——没有恶心过，医生问是不是睡特多，我说只有失眠的份儿，医生有点惊奇。从前我睡眠极好，在床上听歌，前奏没放完就睡着了，结果怀孕前两月经历了几次

　　　　　　　　　　　　　怀孕需要改变什么

前所未有的失眠，好在后来恢复了。

因为肚子不是很鼓，5 个月时，偶尔还能趴着看书，但这姿势是铁定睡不着了；平躺时肚子上有个小瓜状突起，皮拉得慌，也不得劲；只有朝左侧躺最放松（最重要的是这个姿势可以让顾有容给我挠背到睡着！）。早上起来仍然是朝左侧翻的，所以我经常怀疑我夜里是不翻身的……和痔疮一样，"怀孕时以什么姿势睡觉"是人类特有问题，都是因为直立行走改变了内脏之间的相对位置。有的动物站着睡，压迫不到子宫，伏地后也自然会趴着或侧卧——除了以卖萌为生的小猫，谁肚皮朝天睡啊！

据推测，由于子宫在最靠近肚皮的一层，其他结构——包括肠子和血管——都在腹部深处，肚皮朝上和朝右侧睡会压迫下腔静脉和主动脉，让静脉血回流不畅，严重时导致准妈妈头晕，影响子宫供血。科学家验证过这个推测，他们测量平躺和侧躺运动，以及平躺和侧躺休息时子宫的供血，发现处于平躺姿势时供血量确有减少。所以趴着睡反而不会影响子宫供血，只不过太大的肚子顶得慌。

另外，人体不是严格对称的！当年学生物的时候觉得这挺神奇。在左下腹有一大坨乙状结肠，尤其是晚上便便比较多的时候，这一块会很挤（因为再拐个弯就排出去了）；子宫挤不过，变大的时候会稍向右；但肝脏在身体右侧，因此朝右睡的时候，子宫会压住肝脏，也不是很好；最后，子宫越来越沉之后，仰着睡也会压迫背部肌肉和脊柱，造成背疼和腰疼。

怀孕前后腹腔脏器位置变化

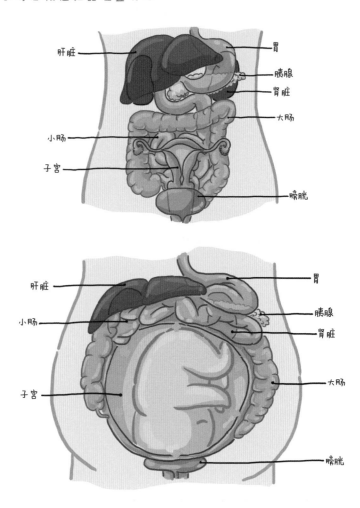

2011 年，公共卫生领域出了一篇影响很大、争议也很大的研究，科学家统计了几百例死产，发现孕妇的某些睡眠行为与其有关联。肚皮朝上和右侧睡（尤其在出生前一天）的孕妇，发生新

生儿死亡的概率比左侧睡高，具体数字分别是：左侧睡 1.96‰，朝上＋右侧＋其他睡姿，3.93‰。除了睡姿，可能和死产有关的还有夜里起来上厕所的次数，超过一次的，从数字上来看比不起来或只起来一次的好，因为活动一下可能缓解了供血不足；白天总是不规律睡觉的不太好；睡眠长短也有一点关联。

尽管文章发表在非常棒的医学期刊《英国医学杂志》(*British Medical Journal*)，但后来依然有几位同行提出非议，有的甚至说他们也做过类似的大规模统计，并未发现睡眠行为和新生儿死亡有关联。所以，对这种尚在初期的研究，可以参考，但不能把自己吓到。毕竟，如果朝上睡的时候压迫严重，或者呼吸不畅，准妈妈也会不舒服地醒来，换个姿势就好；而有些准妈妈的肚子一直没有大到造成特别大的负担，那样可能可以一直仰睡到临产。还是依个人情况分析吧。

怀孕后期睡眠不好很正常，不要变成额外的精神压力就好。尿多、心跳加速、呼吸紧迫、背疼、腿抽筋、消化不好、便秘……这些都可能影响孕期睡眠。可以尝试避免影响睡眠的行为，比如下午少喝含咖啡因饮料；晚饭不要吃太饱（我总觉得吃多了喘不过气来，而且肚皮疼）；睡前别喝太多水；多摄入钙；睡前不剧烈运动，可以做舒缓放松的运动；夜里抽筋不要急，按摩一下，或者用脚抵住墙，或者站起来。

要宝宝也要性福

性生活是孕期基本权益，也能带来一辈子其他时期都体会不到的快乐。当然，有先兆流产风险、出血、宫颈机能不全、前置胎盘、流产史等情况的准妈妈不在本篇讨论范畴内，去咨询医生为好。这里只解释一下前置胎盘，意思是胎盘覆盖宫颈口。20 周半 B 超时，医生指给我阴道和胎盘的位置，说二者距离 3 厘米，相当于半个宝宝的头，很安全，因为胎盘还会上移，就是没有前置胎盘啦。

先来点儿解剖课。老公可能对自己的尺寸很有信心，但坏（好）消息是，不管多长，顶到子宫里都是幻想。宫颈口在临产

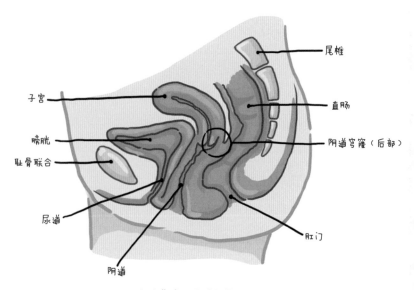

女性盆腔侧面结构图

怀孕需要改变什么

前是紧闭的，且有黏液封闭，要是特别长，就塞到宫颈口后的阴道穹窿里了。只是个别时候由于某些女性的解剖学原因，顶到宫颈口的时候会疼，和怀孕没关系。

高潮会引起子宫收缩，但高潮的收缩真不足以把宝宝挤出去；胎盘"长"在子宫壁上，血管和组织盘根错节，不会轻易掉下去。孕早期胎盘还没形成的三个月，没有任何证据表明高潮和流产有关，这个时期确实很多流产，但基本上是胚胎发育或染色体异常导致的。有流言说孕晚期多做爱可以提前把宝宝生下来，实际上科学家收集了多年数据，根本没做出二者存在相关性的结论。来想象一下宝宝所处的环境，它浮在羊水里，做爱和高潮的震动怎么也不会比跑步大吧。我想是为了将生活美好化，《海蒂怀孕大百科》提到，"宝宝很喜欢性高潮时子宫收缩引起的轻微摇晃"。一次我兴高采烈摸着肚子说："你高兴吧！"顾有容冷笑一声。

也不用担心脏东西感染宝宝——宫颈是封闭的，宝宝同外界又被羊膜隔开。因此，除非伴侣有性传播疾病，否则不会有奇怪的东西灌进去。同理，淋浴、泡澡也不会。

多个因素都会影响欲望。比如，由于第一次生，我也忐忑，最初还是每次观察是否有出血，这样肯定没全力投入。其次，75%的准妈妈有孕吐，更多人经常疲惫（我都没有），不饱暖就思不了淫欲。最后，由于激素改变或觉得身材差了（我觉得有个小瓜挺好看啊），不少人也欲望下降。相当多的准妈妈在头三个月都欲望减退，所以不用焦虑，正好养精蓄锐，度过这段不太稳定的时期。

很多人还是幸运的，在激素作用下到了孕中期欲望更强，加上孕期血液更多集中在生殖器官，使之更敏感。所以以前没高潮和没体会过连续高潮的人，怀孕期间可能有新突破。

我怀孕后差不多一周做爱1~2次。影响频率的最主要因素是：肚皮太撑啦！消化道被挤小，加上吃得多，下午和晚上肚子就鼓起来，肚皮真的要破了。所以当时格外认同帕瓦罗蒂那句话："最幸福的事莫过于晚上顶着山一样的肚子上床，早上发现又瘪下去了。"肚子时常这么鼓，冲突了很多做爱时间。于是周末就更宝贵——一切有心情的时间都宝贵。

怀孕后罩杯会变大，有人甚至胀痛，一碰就疼，爱抚动作就更难受了。我没这么夸张，但局部区域确实敏感了，一定要及时表达，免得后面尴尬。据顾有容报告，他还发现由于乳腺活动，乳管有阻塞现象（他说："生理卫生课学过有人青春期就会分泌，终于眼见为实了。"），并且趁乱给挤出去了！这种自行发挥还是可以谅解的……

还可能发生肚皮抽筋：随着子宫扩大，靠近肚皮的耻骨上缘肌肉和子宫圆韧带疼，这是一种生长痛。一个姿势保持久了，比如做爱时腹部长时间用力，放松后更大一片肚皮都轻微痉挛。但这些都是怀孕的正常现象，和胎儿没关系。

孕期从身体到心理会综合变化，每个人情况不同，有的准妈妈阴道分泌物增加，更加润滑，也有的干涩，需要润滑剂，我都没体会。但大多数准妈妈的共同点是生殖器官充血，所以准备活动就更重要。实际上不止孕早期，整个孕期都有可能偶尔少量出血，和做爱没关系，且多数情况都没事，但及时找医生总是明智之举。

大家问我孕期做爱问题，恐怕关心的都是体位。实际上我整个孕期都没有变换方式，在下面也丝毫不会觉得受压，因为举腿的时候肚皮整个会抬起来，掩盖凸起的子宫（护士说我"肚子小小的"，也是个便利吧）。同时，男生在上面的时候也会有意识地多撑起来一点。

最后但最重要的是交流。没有性就没有宝宝，所以没什么不好意思的，任何想法和身体改变，都要和对方说，做爱前提醒、做爱后总结、做爱中提需求，顶顶重要！最了解自己的永远是自己，别指望对方钻到你脑子里去。当然如果遇到特别聪明的，善于观察且有耐心，能通过肌肉突然紧张知道时机，通过对方主动用力知道自己克制，那就一切尽在不言中喽！

如果准妈妈身体健康和体力允许，我真心期望俩人能通过做爱巩固感情，并体会三人在一起的神奇感觉。

勇于行动，远离二手烟

某天和顾有容聊起"爱面子"问题。中国人有意见时，往往"碍于面子"或秉承"宽容"这一美德而不敢说，憋一肚子气。在美国时，实验室有个波兰美女，做实验时放摇滚乐。希腊好友听我抱怨，非常诧异，问我有意见为什么不直接说。于是我硬着头皮红着脸对波兰美女说了。美女的道歉真诚得令人意外，从此实验室再没听到过音乐声。西方人的就事论事令人佩服。

怀孕6个月时和顾有容去川西，司机在车上吸烟我就打开窗户大风吹，可有一次他竟在饭桌上掏出烟来。我绞尽脑汁后决定采取婉约的方式，说咱们去窗边吃吧。后来我才知道，婉约真的没有人会懂……最后顾有容采取了豪放派做法，帮我摆平了路上的二手烟问题。

说了半天，貌似离题万里。其实只想先强调一点：当你看过下面二手烟的种种危害，可能信服得五体投地，可能担惊受怕——但这些都没！有！用！归根结底要付诸行动，勇敢表达。

先说一手烟。吸烟和不少不孕不育病例有关。准妈妈吸烟则可能造成流产、胎儿生长缓慢、早产甚至畸形，究其原因，可能有化学物质的直接作用，还有准妈妈胎盘结构的改变，这些已是共识，无须赘述。另外吸一手烟的问题貌似在欧美更为普遍，主要是由于烟草业早年在欧美市场异常活跃，吸烟很长时间以来被塑造成女性独立的象征，这些都是中国没有正式经历过的。但我们这里又有中国特色问题，那就是躲之不及的二手烟。

每天上班一下地铁，一阵阵烟雾扑面而来，老烟民们在地铁里真是憋坏了；晚上下班地铁口又聚集一群人吞云吐雾，甚至有人没出地铁就点起烟。餐馆更别提了，禁烟标志形同虚设，甚至有些看似高大上的咖啡厅都默认全部区域为吸烟区。学校里某些年纪大的男老师也会无视未成年学生和怀孕的女老师……以前在

怀孕需要改变什么

美国，实验室的印度大叔和我说，来美国后他几乎戒烟，因为吸烟太不方便：不光要下楼，离楼近了也不行，因为楼下就是空气

"禁烟机器"

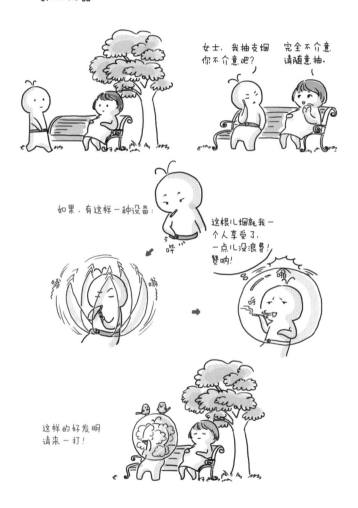

交换口，是禁烟区；路上人多的地方也不敢边走边吸烟，不小心喷到别人，会被鄙视。

二手烟，专业术语叫环境烟草烟雾（environmental tobacco smoke），虽然极容易避免，实际上却大肆流行。美国十几年前的统计显示，半数非烟民的血清中能检测到烟民血里才有的烟草代谢产物，这全部"归功于"二手烟。二手烟的主要来源是侧流烟气（sidestream smoke），也就是从烟头冒出来的烟，也包括少量吸烟者吐出的"主流"烟气（mainstream smoke）。主流和侧流烟气产生的温度和氧气条件不同，造成两者组分不同，但不管主流还是侧流都含有上千种有害化学物质。单看二手烟，里面不乏对生殖系统有毒的物质，除了我们熟知的尼古丁、吡啶、一氧化碳，还有苯及其化合物、甲醛、铅、镉、二氯甲烷，等等。

卵细胞的"妈妈"（即卵母细胞）对环境里的有害物质特别敏感。不少夫妇怎么也怀不上孩子，将近20%的孕妇在早期流产；更有很多明明受精了却难以着床，也就是还没发现怀孕受精卵就溜走了。这些问题里恐怕不少是卵母细胞的问题。

科研人员拿仓鼠做实验，让它们暴露在相当于二手烟的烟气浓度里，发现受精卵顺着输卵管运行的速度变慢，而且在他们的实验里，二手烟甚至比一手烟害处还大。

人的研究也开展几十年了，国外的试管婴儿门诊早就发现，夫妻俩都吸烟或一个人吸烟，都相对难以怀上孩子。研究对象也有不少来自二手烟大国中国。科研人员要求纺织女工在一年内每天上交尿样，从而判断是否怀孕。依据老公的烟瘾程度，女工被分为三组：一是老公不吸烟；二是老公是轻度烟民，每天吸烟不超过20根；第三组女工的老公每天20根都打不住。结果很明显，老公每天一包烟，老婆的流产率明显高。

大家更关心的问题可能是，怀孕期间二手烟对肚里的宝宝有什么影响。目前较为确定的是胎儿死亡、早产、新生儿体重轻、身长短等不良后果，长大后也容易患气喘、哮喘以及癌症。

一项研究根据准妈妈血清中尼古丁代谢产物的浓度，划定孕妇接触二手烟的严重程度。最严重的一档也低于每毫升10纳克，以确保来源都是二手烟——这个浓度比自己抽烟低很多，烟民准妈妈血清中相应代谢物的浓度高达每毫升100纳克。但别以为二手烟危害就能因此减少到1/10。统计结果显示，严重的二手烟暴露下，新生儿死亡和早产的案例都明显增多；实际上这些脆弱的小生命对极低浓度的二手烟都很敏感。这些在我们看起来无足轻重的浓度，更容易造成新生儿早产、出生体重减轻、身长变短。重要的是，科学家通过计算看出，体重轻和个子矮的最主要原因，并不是二手烟导致的早产儿拉低了平均体重，而是二手烟导致胎儿生长缓慢。

前面说，宝宝对很稀薄的二手烟也敏感，那到底是多稀薄呢？在上面那项研究中，科研人员通过统计数据划定的下限是准妈妈每毫升血清有0.05纳克尼古丁代谢物，而参与实验的所有美国准妈妈中，达到这个水平的足有62%，中国的数据我就不知道了。虽然从数值上看，前面说的体重轻和个子矮也就是几百克和几厘米的差别，但说到底，谁愿意从出生就比别人低一个档次啊，更别说就这几两几厘米也能影响后面的成长。

二手烟和一手烟一样，也有"代代相传"的效果。在试管婴儿门诊做的调查显示，不少流产过的准妈妈在自己的胎儿期和童年，身边都环绕着吸烟的家人。这说明她们的长辈吸烟，不仅害了她们，也害了她们肚子里未来的卵细胞。这个实验并不是说怀男宝宝的妈妈就可以放心，只是实验没有从不育的男性开始追根溯源罢了。

二手烟经过了妈妈的身体过滤，为什么还对胎儿有那么多害处？科学家发现，一氧化碳浓度高时，准妈妈的子宫血液流动变缓，胎儿心跳也加快，因此推测二手烟里的一氧化碳会干扰胎儿组织的正常供氧。科研人员还进行过更精细的实验，参与者是处于孕早期到中期的准妈妈们，她们自己都不吸烟，只吸二手烟……结果令人吃惊，烟草代谢物在胎儿血清里最高，其次是羊水，都高于妈妈自身血清里的浓度。这些最无辜的吸"二手再二手"烟的胎儿血清里的有害物质浓度，甚至能达到烟民血清里相应物质浓度的1/3。那些万恶的物质竟穿透了我们以为无坚不摧的胎盘屏障，富集在胎儿体内。

我们当然没有必要为路上不小心呛到的一口二手烟而感到焦虑或愤怒。但在许多可以避免的场所，比如餐厅、办公室，容忍是没有价值的，而每一次沟通的努力都是值得的。毕竟多数人对准妈妈还是怀有善意和理解呀。实在不行也不用生闷气，走为上呗！

心理问题没人管吗？！

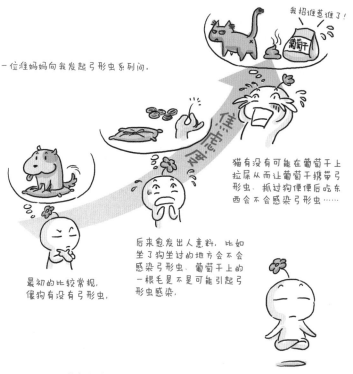

一位准妈妈向我发起弓形虫系列问。

我招谁惹谁了！

葡萄干

猫有没有可能在葡萄干上拉屎从而让葡萄干携带弓形虫·抓过狗便便后吃东西会不会感染弓形虫……

后来愈发出人意料·比如坐了狗坐过的地方会不会感染弓形虫·葡萄干上的一根毛是不是可能引起弓形虫感染。

最初的比较常规·像狗有没有弓形虫·

答问之余·劝她该解决的是焦虑·而不是弓形虫。我被类似的问题包围·大家似乎只关注疑问本身·而不觉得质疑日常生活中的一切也是一种不健康的状态。放松心情·感受幸福·真是一件非常奢侈的事。

　　科研界对孕期焦虑的研究长篇累牍，随便捡几篇综述来读，文中都反复强调一点：人们对身体的关照相当充分甚至过度了，但对心理和精神层面的关怀还远远不够。在英国，围产期（指妊娠 28 周到产后 1 周）精神问题是产后一年内导致妈妈死亡的首要原因；美国的统计数据显示，8%~12% 的孕妈妈遭受严重的抑郁困扰，其普遍和痛苦程度可想而知。当然也需提醒各位，下文提到的焦虑、抑郁，都是要经过诊断的，不鼓励大家把日常生活中的不顺心或情绪不高昂都归为心理问题。

准妈妈精神过于紧张、压力过大，胎儿可能有立竿见影的响应，但影响程度不太容易准确描述。因为人的实验极难控制条件：准妈妈们在身体和心理因素上不同；胎儿就更难琢磨，有"安静醒"（quiet wakefulness）、"多动醒"（active wakefulness）、"安静睡"（quiet sleep）和"多动睡"（active sleep）四个状态（搞笑翻译，不要较真儿！），主要区别见下表。这四个状态的胎心和胎动不同，而且略微运动就有变化，因此要测量准妈妈的情绪对胎儿的影响并非易事。

胎儿的四个状态

	安静醒	多动醒	安静睡	多动睡
身体运动	无	动	偶尔	间歇
眼动	动	动	无	动

科学家曾在地震后集结了一些惊魂未定的准妈妈，发现胎儿心跳快，睡眠规律也受到影响，例如安静睡眠的时间比较短，醒着或睡着的时候，动作都更频繁，而睡眠和认知发育有关。也有科研人员让准妈妈做题目，不仅需要集中注意力，还需要限时完

成，结果发现准妈妈做完题的短暂恢复期间，能明显检测到胎心变化。另一个研究却得出不同的结论，科学家给即将生产的准妈妈看生小孩的录像（估计是 R 级），类似于综艺节目《来吧孩子》，把好些妈妈都吓哭了！但最后还是发现暂时的情绪刺激并不会显著影响胎儿运动。

因此，胎儿会不会实时响应准妈妈的情绪还没有最终定论，但基本上科研界的共同结论是，准妈妈长期的焦虑水平和胎儿的心率以及胎动有关联。至于对胎儿影响最大的时期则没有定论，少数研究表明在孕中期，多数显示孕晚期影响更明显，通过超声波就能记录到胎儿的反应。

胎儿在子宫里的生长环境，能预先"编程"到发育过程中，影响宝宝出生后的成长，这个几十年前提出的猜想，现在已经不是一个不可思议的假说。研究最多的是准妈妈的营养对后代的"预编程"，比如孕期营养过剩、过度肥胖、高血糖、高血压，都可能让无辜的后代生下来就比其他小伙伴更容易肥胖并且患上糖尿病。如今更有不少人关注心理层面，多项调查显示，孕期的焦虑和抑郁（统称为精神压力，其中也包括工作压力导致的情绪问题，如总上夜班或者过于疲劳），可能造成早产、新生儿体重过轻、新生儿身长过短（做这个研究的科学家论证说，轻点儿重点儿不是重点，身长才是关键！身体短小的婴儿，到 20 岁时也往往身材落后，而且有研究显示出生身长过短和冠心病的发病率有关），也可能影响婴儿认知、情绪和行为方面的发育，让宝宝更容易患上精神和心理疾病，注意力也难以集中。

更严重的是，不良影响可能持续多年。一项研究让一帮十四五岁的中学生做认知测试，发现孕期焦虑的妈妈，孩子做题特别快，但错很多……和其他孩子相比，这些孩子的"行为冲动"非常显著，而且在智力测试中得分也较低。更多的研究显示，孕期焦虑和孩子在童年以及青春期的多动症有关。这些现象在演化方面的解释可以套用前面提到的"预编程"假说，即胎儿通过妈妈预先感知环境条件，提前做出准备，于是生出的小宝宝容易分散注意力，对环境中的一切扰动都格外敏感。

和坏心情相反，好情绪和好心态可能有积极作用。曾有科学家测量过准妈妈的"正念"（mindfulness）水平。"正念"听起来比较玄，正念量表最初的诞生与东方宗教和文化传统有关。但现在正念量表已经与时俱进，得到简化，和宗教修行的关系很远了。我自己做了一下研究中用的弗莱堡正念调查量表（FMI），感觉这个表格考察的基本上是对自身的关注和接受，用大白话说，差不多是放宽心吧。调查发现，和焦虑相反，正能量满满的妈妈，小朋友出生后某些认知功能发育得更好，比如他们从杂乱的背景刺激里分辨出真实刺激的能力更强。

人的研究只能在不改变孕妈妈生活方式的前提下进行，但动物研究可以人为制造极端条件。科学家给猴子准妈妈施加紧张情绪，有点像《少年派的奇幻漂流》里动物漂洋过海：先把猴妈从"家"里拉出去，单独关在运输笼里，再拖进小黑屋，然后10

怀孕需要改变什么

分钟内3次冷不丁用115分贝的高频噪音吓唬它们，一周五回——简直"惨绝猴寰"！

一部分猴妈在孕早期接受恐吓45天，另一部分在孕中晚期持续被吓45天。待小猴出生后，为其做一系列"认知水平发育测试"。比如把米老鼠举在不同地方、再变换方位，看小猴的视觉能不能追踪刺激、注意力能集中多久；再比如看它们趴着或躺着的时候脖子能不能挺起来，即身体协调性如何，这是测试运动神经元的成熟情况。基本上不管孕早期还是中晚期，惊吓猴妈都会造成小猴认知发育方面的不良影响；在这个实验中，孕早期的精神压力影响更大。

目前，对准妈妈心理和精神问题影响的研究已经深入到机理层面，基本上集中在两个解释：一是焦虑和抑郁的准妈妈会产生更多和焦虑有关的激素，能透过胎盘影响胎儿；另一些研究显示，准妈妈的精神状态能影响子宫的血液流动。虽然还没有确凿的定论，但这些解释也说明，准妈妈的情绪和焦虑问题是个实实在在的问题，带来的影响也不是空穴来风。

我并不想鼓励任何心情糟糕的孕妇都去做抑郁或焦虑量表，或把正常的情绪波动都归结为心理问题，然后再因为不存在的焦虑而焦虑。只想提醒准妈妈们，需要关心的不只是给身体灌输营养，还有疏导心情。我能列举出无数心理上的挑战：激素的改变、怀孕的不确定性、宝宝躲在肚里看不到、旁人的眼光、自己吓自己、身体的变化、胸大了腰粗了、肚子长纹了、老公不爱自己了……

一份研究通过对上千名孕妇的调查发现，老公的作用是最无可取代的，其次是妈妈，甚至妈妈在准妈妈成长过程中的支持，也能影响孕期的精神状态——当然谁是你的"精神支柱"，肯定是因人而异，但总之要寻求爱和支持，这肯定没错。

我的孕期极其顺利。身体和生活方面几乎毫无改变。没有太饿也没有胃口不好，照常做爱和运动，甚至从背后也看不出怀孕，每次产检都是让护士们羡慕的"辣妈"。顾有容说，我看上去就像淘宝上那些卖进口孕妇装的店家雇的模特一样——对于一个不会逛街不懂时尚的人来说，我觉得这是最高评价了；公司的同事从没有用异样的眼光看我，早上和我一起小跑去打卡，我偶尔给饮水机换个桶装水也没人觉得奇怪；爸妈从没盯着我的肚子问东问西，一切由我做主……

尽管如此幸运，却做不到得意淡然，反而时常被恐惧、不安和厌倦偷袭，觉得肚皮里像钻了个小妖怪。

某天晚上一人在家，我打开好久没看的孕期软件，"还有46天"几个字赫然出现，突然莫名忐忑，两个人的世界不知道怎么多加上一个。最初只是试纸上的那条红线；第一次产检，B超的一个视野里能装下全身，那时宝宝还不到20克，听到医生用台湾腔说"宫颈够长，比较不会容易早产"；现在已经有半个米兜那么大了；再过46天就会从一个翻滚的肚子，变成会哭会闹的小活人儿；然后不费吹灰之力从我这里夺走老公的爱。

好在类似的时候，总能想起顾有容说的那句"爱你，我是和你在一起的"；想起孕 28 周时一起爬流石滩找植物，在我疲倦绝望、说不出话来的时候，他折回来找我，说"靠在我肩上，歇一下"，令我获得让周围一切黯然失色的安全感；想起一个人坐飞机遭人欺负，我大哭，他没办法，发来消息，没有抒发愤怒，而是说"不高兴的事情就不要反复想"；想起我们约好 8 月 30 号给米兜做生日蛋糕，他说要是小娃和米兜同一天生日就好了，可以一起过……这些无法与他人分享的、渗透着甜蜜纠结的瞬间啊。

说实话，并没有什么办法能保证孕期心态平和，隔绝焦虑。我的进步就是能够给自己讲道理，说那个小娃并不是来分割我们的生活，而是一个可以让我们远远欣赏的生命的延续。相信你也可以和你爱的人一起，找到自己的症结，和让自己释然的办法。

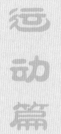

运动篇

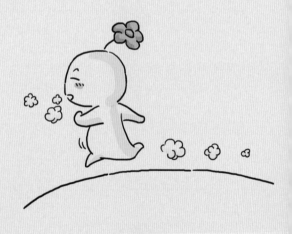

"能不能照常跑步"，是我得知自己怀孕后向医生请教的第一个问题。她瞅我一眼，异常平静地答道："当然。"孕期运动对分娩有好处，生孩子可是力气活，她还嘱咐我前三个月不要增重太多，"因为最后是刹不住的"。

做什么运动呢？医生的建议是在保障安全的前提下，一如孕前就行，如果孕前没有运动习惯，也不必从怀孕开始"体能训练"。攀岩、滑雪、跳高等"找摔运动"最好暂停；骑车上路危险，孕后期也容易失去平衡。

添点儿肌肉，尤其是腹肌、腰背肌和盆底肌，对生孩子有好处。所以备孕时期多去储备肌肉吧！腰背肌能抗衡挺大的肚子。盆底肌锻炼的好处就更多啦，除了生孩子、防痔疮、还能增加性福感。

"能不能照常跑步",
是我得如怀孕后向医生
请教的第一个问题。
她瞅我一眼,异常平静:
"当然。"

孕期运动对分娩有好处,
生孩子可是力气活。

前三个月不要增重太多,
因为最后是刹不住的。

知道啦。

至于做什么运动,医生的建议是:
不危险都可以,一如孕前就行。

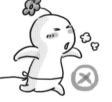

如果孕前没有运动习惯,
也大可不必从怀孕开始
"体能训练"。

攀岩、滑雪、跳高等"找摔运动",
最好改换方式。

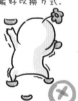

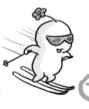

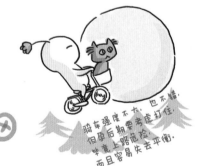

骑车强度不大,也不摔,
但孕后期要考虑打住,
其意上路危险,
而且容易失去平衡。

最重要的准则——量力而行

不管游泳、快走还是慢跑，了解自己身体的承受力和适应性最重要。我从小学开始就可以算是体育健将，常年跑步和骑车，前几年还跑半程马拉松、登乞力马扎罗山。怀孕整个过程没出过血，也没其他异常，怀孕初期不仅没有疲劳和孕吐，还体力极好，跑过 1 万米也一点儿不觉得累。但我也无意逞能，后来便有意控制运动频率和强度，降低速度，同时将距离减少到 6 000 米，每周两到三次；空气污染指数低于 70 的时候就骑车上下班，往返共 46 公里。到了孕中期尤其是后期，再减少到 3 000 米。

但人和人的孕期运动是不能横向比较的，因为基础不同，孕期身体状况也不同。孕早期有的准妈妈有先兆流产风险，或者有出血现象，那么建议暂时歇歇，再观察。运动过程中如果实在掌握不好强度，可以借助心率判断，记录自己在运动前、最大运动强度时以及运动结束后多久心率能降下来。我静息心率为 60，跑步时最高心率不超过 150。也可以从呼吸来判断，不要喘不上气——在陆地上的运动，跑到连话都说不出来就不好了。

讲个极端的例子，高艳津子曾在有 3 个月身孕的时候拿到国际现代舞特设大奖。她报名的时候还不知道自己怀孕了。当时一个医生告诉她：生命本身是很顽强的，如果这个生命脆弱的话，你打个喷嚏，他都会流掉，如果这个生命坚强，你从山上往下滚也掉不了。就是说应该自然地去面对生命的现象。当然我不是鼓励大家都去冒险。高艳津子对自己所坚持的运动驾驭起来游刃有余，比赛前的训练一定也是她力所能及。

不要把运动当成负担，而是将其作为一种让心情舒畅的方式。一项研究表明，孕前不运动的女性，怀孕之后只有11%会开始运动；而孕前一年就保持运动的女性，怀孕之后有多于60%的人仍然保持运动。有人曾问我，喜欢跑步吗？说实话，我不知道有谁是真正热爱跑步。每次系好鞋带，心里都是一股不乐意，但一次次的奔跑过程和完成目标给人带来的快感，又让人欲罢不能。每个人都能找到这样的感觉。所以，关键是找一个自己能享受的运动，把它当成习惯。

至于风险，真正体验过怀孕的人才会明白，怀孕的过程不同于其他日常疾病甚至疑难杂症，它看不见摸不着，各种风险让你觉得人的身体是如此不受掌控、琢磨不透。正因为这些，才更应该平和而不是恐惧，因为世上没有什么是没有"风险"的，只要别去做"危险"的事。

不管吃穿住行，我的准则是，了解自己、了解科学，然后回归到自己，考虑所有可能发生的情况，甚至考虑最坏情况，做好心理准备，但不用莫须有的危险或小概率的风险来吓唬自己。怀孕是一个人生阶段，绝大多数人都能顺利度过。人类繁衍到那么大的规模，你至少可以体会到演化在人身上不是那么失败吧！

关于量力而行

有的准妈妈，可以"带球"长跑一万米！

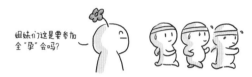

有的准妈妈，可以干重体力活儿。

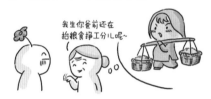

还有的，可以挺着大肚子
从江南牛家村一路逃亡到蒙古，
路上还抽空生下皮实孩子郭靖……

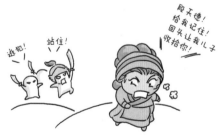

但是！
生命是顽强的，也是脆弱的。
如果不是为了亡命天涯，
孕期的运动量请一定"在医生指导下，量力而行"。

怀孕需要改变什么

怀孕是个好借口，想吃什么抓紧吃，反正要长几十斤；终于不必用锻炼来折磨自己了，保胎要紧——不少准妈妈都这么想吧？实际上在科研界，这个观念早就受到批评了。我并不支持孕期减肥的极端例子，如果孕期增加体重太少，新生儿一年内死亡率将达到新生儿平均死亡率的 6 倍。但更多的问题在于超重。据统计，美国至少四成孕妇增重超标，中国孕妇在增重上可能也不含糊。

周末去孕妇学校，几段视频让在座的孕妇都紧张了一下。宝宝从产道出来前，不仅要来几个优美的转头和转身，头还会在妈妈靠脊椎骨方向的产道上撞几下。如果宝宝偏大，钻不出来，会给妈妈和宝宝带来更多痛苦，长大后也容易肥胖或患上糖尿病。因此现在大家基本上都不想生巨大儿了，"九斤老太"已是传说。

不难想象，巨大儿主要是妈妈自身努力的结果。

2011 年年底，一项挪威研究收集了近 6 万名女性和她们宝宝的信息，发现孕前 BMI（身体质量指数）每增加 1，新生宝宝平均增重 22.4 克。也就是说，孕期体重每增加 10 公斤，宝宝平均增重 224 克，这已经将近半斤了。而且孕早期似乎更重要。2013 年 7 月，一组加拿大研究人员记录了 172 名准妈妈的体重增长状况，接受测试的准妈妈都严格遵照科研人员的运动和营养计划，每周进行 3~4 次有氧运动且健康饮食，尽管如此，大家的体重增长程度依然不同，其中孕早期增重较多的准妈妈，比孕后期增重多的准妈妈，更容易生下胖宝宝。

顺产时，
宝宝是这样旋转着
通过产道的：

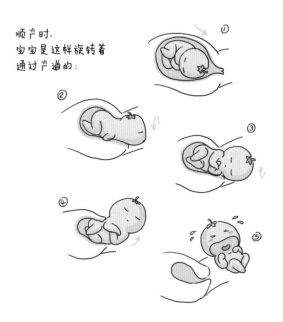

怎样才能控制孕期体重呢？在不忽视合理营养的前提下，运动还是硬道理。此前另一项研究选择了80多位准妈妈，其中一部分从孕20周开始，每周开展5次40分钟的自行车有氧运动，直到孕36周，另一部分不运动。她们的宝宝在体重和BMI上均有显著差别。

有些准妈妈可能会有疑问：孕妇多少会有点胰岛素抵抗啊。胰岛素抵抗对通常状况下的成年人来说是不好的，但对孕妇另当别论。因为孕期激素的改变抑制了胰岛素水平，血糖就能不再那么严格地被胰岛素控制，可以升高一些，保证有充足的营养提供给胎儿（在严重的情况下会导致孕期糖尿病）。但是运动多的人

怀孕需要改变什么

不容易产生胰岛素抵抗，这样胎儿不是"吃不饱"了吗？提出这样问题的准妈妈一定是对自己健康很关注的，值得大大表扬！科学家也想到了这个问题，他们测试了运动准妈妈的胰岛素敏感性，发现和不运动的准妈妈没有区别。我们不得不感叹激素的强大力量，根本不会因为跑了几步就被"矫正"了。所以别担心：妈妈跑步，宝宝吃，两不误。

为了宝宝健康，动起来

前两天，公司同事看着我仍然比较平坦的肚子说，你爱运动，将来宝宝也爱运动。这话真不假，而且不仅是生活习惯的影响，还是"硬件"上的。

2011年，一项美国科学家做的研究在各大科学网站广为转载。科学家发现，每周至少运动 3 次的准妈妈，宝宝不仅出生后瘦一点，而且出生之前就显示出更好的心脏功能。这个优势在 28 周和 32 周的时候还不显著，但到了 36 周就不能忽视了。

第一点表现在心跳。我们都知道，爱运动的人心跳比较慢（我静息心跳大概是 60）。36 周的时候，运动妈妈的宝宝的心跳明显比不运动妈妈的宝宝慢，平均一分钟 136 下，不运动妈妈的宝宝心跳是平均每分钟 148 下。

另一个衡量指标是心率变异性（HRV）。这个指征的应用比心率新（目前已有手机 app 专门用来测量这个指标），简而言之，就是测量每次心跳之间的时间间隔，记录这个数字随吸气和呼气的变化。HRV 大，表明心脏工作更有效，相反，HRV 小的往往是那些不运动的"沙发土豆"。研究结果显示，运动妈妈的胎儿在 36 周的时候，HRV 明显高于不运动妈妈的胎儿。

很多妈妈在宝宝满月之后还来做回访，至少到这个时候，运动妈妈的宝宝的心脏，还是特棒！

有意思的是，科学家不仅仅执迷于运动对人的作用。2014 年，一个研究组找来 15 头 6 个月大的性成熟母猪，它们怀孕后平均每天被迫在跑步机上跑 40 分钟，每周跑 5 次（估计休息的两次就是研究所周末放假），跑到生前一周。那天早上我困得眼睛睁不开，看到这项研究立马精神了，跟顾有容说，想象一下研究所肯定找了一大批本科生技术员，一早端着咖啡睡眼惺忪地来到实验室，没好气地说："猪，上去跑步。"

最后科学家得出的结论是："怀孕母猪能够完成目前针对怀孕女性制定的锻炼计划。"（当然这一切都是被迫的。）在锻炼期间，这些孕猪妈妈的静息心率能看出明显下降。最后，尽管孕猪妈妈体重照常增加，但猪宝宝长大之后心脏功能更好（吃得并不少，行为也没有改变——估计是指这些后代并没有更爱运动，肝功能、血脂都没有受到明显影响）。

如果你觉得自己和宝宝胖点无所谓，宝宝的心脏也不需要出类拔萃，将来又不当运动员，那么我只好使出"杀手锏"：科学有"苗头"显示，运动妈妈的宝宝一出生就聪明！这句话看似标题党，但不全是。

猪跑实验

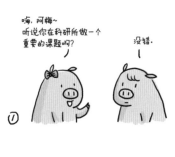

① 嗨，阿梅~
听说你在科研所做一个重要的课题啊？

没错。

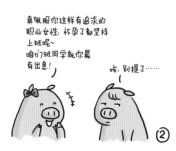

② 真佩服你这样有追求的职业女性，怀孕了都坚持上班呢~
咱们班同学就你最有出息！

嗨，别提了……

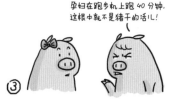

③ 说是搞科研，每天要我一个孕妇在跑步机上跑40分钟，这根本就不是猪干的活儿！

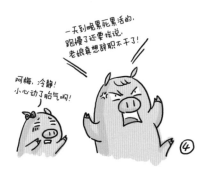

④ 一天到晚累死累活的，跑慢了还要挨说，老娘真想辞职不干了！

阿梅，冷静！
小心动了胎气啊！

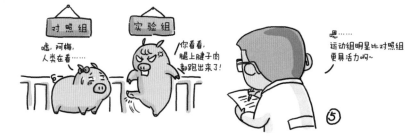

⑤ 对照组　实验组

嘘，阿梅，人类在看……

你看看，腿上腱子肉都跑出来了！

呃……
运动组明显比对照组更具活力啊~

很多年前科学家发现，强迫母鼠做运动，有利于鼠宝宝大脑发育，具体而言是促进海马区神经细胞生成，这意味着这帮鼠小宝的记忆力和学习能力好。

比如在一篇名叫"鼠妈妈练跑步，宝宝记性好"的文章里，科学家在确定母鼠怀孕后，强迫它们每天用中等强度在跑步机上跑 30 分钟，前 5 分钟用 3 米 / 分钟的速度，接下来的 5 分钟速度为 5 米 / 分钟，最后 20 分钟是 8 米 / 分钟（堪称蠕动！）。大鼠孕期短，跑 7 天就生了。鼠小宝长到 21 天时做智力测试，用的方法是测量它们对电击这种惩罚的记忆力。结果跑步的鼠妈和对照组不跑的鼠妈，后代记忆力看上去是有差别的。

另一篇文章里，科学家让运动鼠妈的宝宝走迷宫（如下图所示），测试其空间学习能力，也发现了类似的效果。或许你要说，这个迷宫太简单了吧，不就俩分岔吗，实际上科学家是在拐弯后的其中一边放上奖励，比如好吃的，看这只鼠多久能学会去找正确的方向。

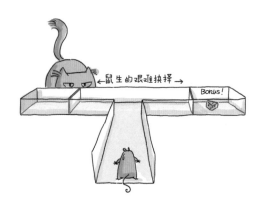

怀孕需要改变什么

法国人最有创意，他们制作了深 50 厘米，直径 30 厘米的圆形游泳池，让实验鼠妈每天游 10 分钟，直到生宝宝。鼠宝 20 天后测记忆力，30 天取脑子看海马区神经细胞生长，结果都显示游泳鼠妈的后代短期记忆更好。

写到这时扭头看看米兜："你个胖丫头！人家小老鼠都上跑步机了你还赖在床上涨血脂！"

有人可能要问，猪比鼠在身体功能等方面更像人，为什么不做猪跑实验呢？猪跑实验确实有，我在前文提过。但毕竟猪跑实验太铺张，估计要一个健身房那么大的排场，而且给鼠测智力的方法相对成熟，综合考虑，猪跑实验没那么流行。

人的实验更少。1999 年，60 个准妈妈参与了一项科研，科学家没有深究机理，但发现运动妈妈的宝宝在出生 5 天后显示出更好地对空间刺激的定位能力，以及对声音和光刺激做出反应的身体控制力；更有耐心的科学家等到宝宝 5 岁时开展测试，发现运动妈妈的宝宝更聪明。这个结果在我看来有点扯，宝宝长 5 年后什么都可能发生，比如在喜欢运动的家庭成长的宝宝可能也会多运动，和爸妈互动也多——看读者自己怎么诠释了。

2013 年年底在圣地亚哥召开的神经学大会上，加拿大科学家公布了一项初期研究，他们让一些准妈妈在孕中期和晚期坚持中等强度的运动，每次最少 20 分钟，每周 3 次；对照组保持忙碌生活，每周能称得上"运动"的活动总共只有十几分钟。宝宝出生后 8~12 天，测量其认知能力水平以及听觉记忆，说白了就是看大脑发育得快不快。结果运动妈妈的宝宝胜出。

最后这篇文章在媒体广为转载，而且大加演绎。如果你问我的直觉，作为运动爱好者我当然乐意相信；但作为一个前科研工作者，我更要提醒读者不要盲从。先不说强迫平时喜欢运动的对照组准妈妈不运动是不道德的！实验对象一共才几十个婴儿，样本量不足为信，另外宝宝们才出生两个星期就测大脑，没准不运动妈妈的宝宝后来居上呢，毕竟宝宝认知水平的发展，有太多后天养育的影响，再说测的只是一个指标……总之实验的片面性还是存在的。如果你碰巧不太能运动，也不必因为这个实验结果太过紧张。

Q & A

Q: 什么样的准妈妈最好不运动？

A: 写了一系列运动好处之后，告诫一些准妈妈不运动是残忍的。但好消息是，如果孕前身体素质就挺好，那么孕期哪怕必须停下，也能吃老本儿，所以适时放弃才是负责任的。最好不运动的情况包括：宫颈功能不全、孕中期和晚期出血、心脏病、前置胎盘、胎儿发育不正常等医生建议不要运动的情况，还有从来不运动的人。

怀孕需要改变什么

Q: 能跑步吗？快步走够不够？瑜伽呢？

A: 我的回答是量力而行。如果以前从不运动，那怀孕后开始练长跑显然不好，快走也许对你来说就是很放松同时又有运动量的运动方式了。瑜伽我个人不怎么热衷，但也许有的人觉得很舒服，而且能缓解肌肉紧张呢。

但是也有需要避免的运动方式，一是很多美女喜爱的高温瑜伽，如果环境温度太高，子宫供血量就会减少，跑去皮肤下面帮助散热；还有滑雪之类容易摔倒的运动，好在中国人参加得不多；前几天有人问能不能在床上做骑自行车的动作，我想弱弱地问，你到 5 个月真的还能舒舒服服躺很长时间同时运动么……子宫那么大，可能压迫盆腔血管，影响血液循环，连平躺睡觉可能都不是很舒服了。

Q: 怎样才能知道没有运动过量？

A: 1. 不管什么运动，都需要听从自己内心的声音。因为我怀孕后仍然跑步，所以需要下载一个简单的软件监测心率，我的静息心率为 56~60，运动时上升和下降都快，那么跑步时最高心率不超过 150，而且时间不长，自己感觉很好，随着肚子开始变沉，运动量也逐渐减少；2. 不要大汗淋漓，少量出汗没问题；3. 别上气不接下气；4. 若是出现最严重的情况，头晕眼花、呼吸困难、各种疼、宫缩、羊水渗漏和阴道出血，一定要尊重身体，别再逼自己了……运动最多算是一项消遣而已。

Q：有没有不用动的运动?

A：真的有。

1. 有的准妈妈看我说好的腰腹肌利于生产，问我孕期怎么锻炼腰腹肌。我不得不打击她们了。怀孕的身体再不能身轻如燕，腰背肌容易受伤；肚子会成为负担，反复挤压子宫也不明智，所以腰腹肌只能孕前准备了。但一些伸展运动可以缓解背部疼，最简单的就是两手推住门框，身体前倾，下图中的简单瑜伽姿势也可以。

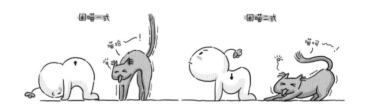

2. 锻炼盆底肌，一点也不累，孕期也不晚！好处是可以缓解临产和产后的尿失禁，也有助于产后恢复。但是要注意方法，精力集中在需要锻炼的肌肉。不过这项锻炼的错误动作并非一无是处，比如没锻炼到盆底肌反倒练成臀大肌了，也不错。每天 3 分钟，正好趁下班坐地铁的时间，练起来吧！

关于盆底肌群

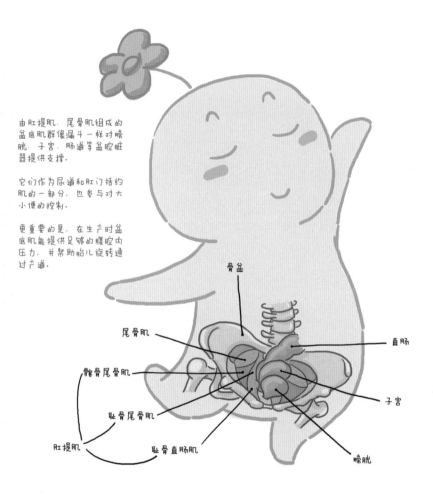

由肛提肌、尾骨肌组成的盆底肌群像漏斗一样对膀胱、子宫、肠道等盆腔脏器提供支撑。

它们作为尿道和肛门括约肌的一部分，也参与对大小便的控制。

更重要的是，在生产时盆底肌能提供足够的腹腔内压力，并帮助胎儿旋转通过产道。

骨盆

尾骨肌

直肠

髂骨尾骨肌

耻骨尾骨肌

子宫

肛提肌

耻骨直肠肌

膀胱

吃喝篇

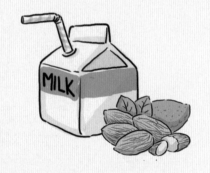

大家都以为，作为科学青年夫妇，我们肯定谨慎备孕，实际上还是有点心大的。叶酸都是临时想起，吃了三五天，受精卵就"着陆"了……

我听到过的有关孕期吃喝的问题五花八门，比如 DHA 要不要补，什么牌子的铁质叶酸好，甚至很多人会对日常饮食疑虑重重。

首先，补充剂瓶子上的产品有效成分表，可让我们判断成分是不是足够或超量。其次，保健品都是辅助正常饮食的，别指望吞下几颗药就能生出天才宝宝，也不必觉得少了就输在起跑线上了，均衡的饮食比吃保健品更重要。最后，除了生鱼生肉和酒，基本上不需要忌口，民间传说的种种饮食禁忌，太多没有根据。吃螃蟹并不会导致胎儿横生；杏仁非但不会滑胎，反而是孕期极好的钙和其他营养来源；冰淇淋也不会把娃冷到……

叶酸

成为孕妇一族后，我才发现叶酸知识在适龄女青年里无人不知，科学知识如此普及，太欣慰了，感谢王菲和李亚鹏！

但也有人并不理解为啥吃、怎么吃。有人问："吃了4个月叶酸还没怀孕，还用吃吗？""叶酸和阿胶能一起吃吗？""一次多吃些可以吗？""晚上吃行吗？"……

叶酸是水溶的维生素B9，虽然具体机制还不是很清楚，但从结果上来看，叶酸的摄入能减少胎儿神经管缺陷（如脊柱裂和无脑）的发生，也能很大程度地避免唇腭裂和先天性心脏病，这就是嫣然天使基金关注的。这些严重的神经系统缺陷基本上发生在怀孕最早期，那时很多女性还没发现自己怀孕呢！所以才建议孕前三个月就补，好让身体随时准备着。为了避免意外怀孕带来不利后果，也有医疗机构建议适龄女青年都补充叶酸。

有个好消息，如果觉得一人吃太寂寞，大可鼓励老公和你一起吃。叶酸可不是什么女性保健品，它能增加精子活力，尤其是在同时适当补锌的情况下。

叶酸在食物里也有，绿叶菜里就很丰富，但却很不稳定，高温一炒一炖就破坏了，所以才建议额外补充。但叶酸也不是多多益善，因为叶酸和锌在肠道的吸收是相互抑制的，

也叫维生素B9，是一种水溶性维
从菠菜叶中提取得到的，所以被

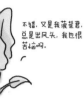

不错，又是我菠菜君，
总是出风头，我也很
苦恼啊。

生儿缺陷往往形成在怀孕的最早
有备孕计划的女性都要补充叶酸。

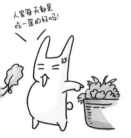

人家每天都是
吃一筐的好吗！

人吃太寂寞，也可以拉上准爸爸一
下，叶酸，尤其和锌一起补充的
高精子活力。

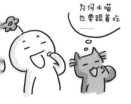

为何本喵
也要跟着吃
……

② 孕妇摄入足够的叶酸，能够减少新生儿神经管缺
陷的发生（比如脊柱裂和无脑畸形），还能很大
程度避免兔唇和先天性心脏病。

老婆，怀孕要多吃
菜叶儿哦~

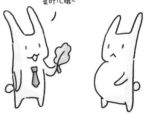

④ 绿叶菜中含有丰富的叶酸，但是烹调时遇高温会遭
到破坏，所以还是建议额外补充叶酸片。补充也不
是多多益善，每天400微克即可。

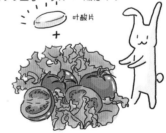

叶酸片

叶酸过多会影响锌的吸收，所以叶酸片或者复合维生素里的叶酸含量都是 400 微克 / 天。只有少数超重的备孕妈妈，医生才可能建议增加口服叶酸的量。

最后，不管是吃了 4 个月还是 40 个月，叶酸的作用并不是促进怀孕，所以没怀上还是继续吃吧。

维生素 A

维生素 A（VA）是一种脂溶性维生素，它对胎儿的种种好处就不罗列了，反正对心肺肾眼骨还有各种系统发育都好，对妈妈的产后康复也有好处。但比起 VA 缺乏，城市人更应注意的可能是"过量"。营养师顾中一发过一条微博，说一个孕妇怀孕初期每天补充 25 000 IU 的 VA，当她知道 VA 过量致畸后，可能会考虑不要这个孩子。这绝不是危言耸听。讲个直白的道理，VA 过量会造成肝中毒，想想你这么大一个成年人尚且受不了，胎儿不是更敏感吗？

我在网上售卖的某品牌维生素 A 的产品照片上看到大字"25 000 IU"，旁边还印上一只大眼睛——中国人相信 VA"明目"，正中下怀。美剧《生活大爆炸》中，Sheldon 曾告诉 Penny："你买维生素片只是制造了昂贵

怀孕需要改变什么

…溶性维生素, 对胎儿的眼睛、心肺、育有好处。

…我们

还有我橘子哦!

嗯……好极。
渐渐又
白回来了。

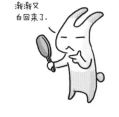

这叫"胡萝卜素血症"
不影响身体健康的啦.

猪肝中含有的维生素 A 却有点多, 不要吃太多哦.

…素 A 会在人体内蓄积引起中毒, 还
…险。所以营养和饮食正常的准妈妈

别乱吃药啊!
愚蠢的人类!

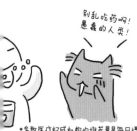

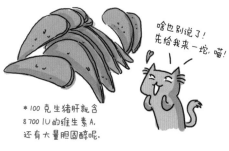

啥也别说了!
先给我来一坨, 喵!

*100 克生猪肝就含
8 700 IU 的维生素 A,
还有大量胆固醇呢.

*多数医疗权威机构的推荐量是每日摄入
维生素A不超过10 000 IU(国际单位)。每周
不超过25 000 IU.

复合维生素 A 片和综合维生素都有成分表. 一般会注
明多少来自维生素 A, 多少来自 β-胡萝卜素, 而且
会写明含量, 不妨购买时关注一下.

…水果中含有大量的 β-胡萝卜素, 它是
…前体, 身体需要时才会把它转化成维
…全, 人体储存大量的 β-胡萝卜素基
…了会……

维他保命丸,
含有 ABCDEFG,
HIJKLMN……
(忍不住唱出来了)

真滴?

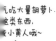

…吃大量胡萝卜
…这类东西
…像小黄人哦~

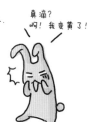

啊! 我变黄了!

*特别提示, 有一种治疗痤疮的药叫异维甲酸(也叫异维A酸),
它是维生素 A 的异构体, 副作用与VA类似, 怀孕期间如需使
用请遵医嘱.

的尿液而已。"而服用 VA 过量可不止尿出去那么简单了。

通常我们所说的维生素 A 指代两类物质：一类是视黄醇，这类 VA 能直接被人体利用，肝脏里尤其多，鸡蛋和牛奶也有；另一类是类胡萝卜素，会被人体转化成 VA 来利用，顾名思义，类胡萝卜素在蔬菜水果中比较多。衡量 VA 的摄入量不用质量，用的是衡量活性的指标 RAE，但保健品上更多见的是传统衡量标准，也就是国际单位（international unit, IU）。

孕期应该摄入多少 VA 呢？实际上不用太在意推荐值具体是 900 还是 2 500，因为人体接受的量有个挺大的范围，只要每天不小于 400 IU，不多于 10 000 IU 即可。400 IU 太容易达到了，尤其是对于爱吃水果蔬菜的准妈妈而言。但很多人却忽视了上限。

有人做过动物实验，不管是猴子、小鼠还是仓鼠，如果孕期服用过量 VA，就会造成胎儿好多器官的畸形。对人的研究没那么容易：科学家不可能随便让全家最宝贝的孕妇吃可能有毒的东西，只能用已有人群做统计，再加上一些病例。目前比较确定的是，每天摄入 10 000 IU 的 VA 是安全的。但上限就难定了，因为真正在孕期服用超量 VA 的孕妇数量极少，能用来统计研究的就少，人的营养状况又复杂（比如补充了叶酸就可能对 VA 的作用产生影响），胎儿畸形的定义不统一，畸形和 VA 之间的联系也难以确定——总之，通过对成千上万孕妇的统计，也没有得出一个确切的数值来说明这个上限。连科学都保守，咱们实践也可以保守为妙，多数医疗和健康权威建议每日摄入的 VA 不要超过 10 000 IU，一个星期的总量不要超过 25 000 IU。

怎么才能达到合适的 VA 摄入量，又不过量呢？首先，吃水果蔬菜不用担心，因为 β-胡萝卜素不会在身体里积累，所以没有害处。其次，猪肝就不要天天吃了。以前总听说孕妇要多吃猪肝，号称能够"补血"。先不说什么叫补血（实际上是铁）、怎么从食物里变出血来，肝里的 VA 也太多了，100 克生猪肝里已经含有多于上限两倍的 VA 了。最后，除了医生批准，尽量避免服用含有大量 VA 的维生素片（英国甚至建议孕妇不服用含有 VA 的维生素片）。这里有个容易疏漏的地方，很多进口维生素片是以功能标注的，比如"增强免疫力配方""抚平痤疮配方""护眼配方""治感冒配方"，不同品牌配方可能不同，有些就含有 VA，虽然每片不多，加起来可就了不得了，还是需要自己多个心眼，看看成分表。

最后还要提醒，尽管备孕和怀孕的女性基本上不需要改变护肤习惯，但治疗痤疮的异维甲酸在孕期不要随便用，因为它是 VA 的异构体，连说明书上都写着"副作用与 VA 过量的临床表现相似"呢。

钙

几乎我问过的所有准爸爸、准妈妈都会声色俱厉地对我说，其他东西都没感觉需要补，只有钙需要！晚上抽筋啊。切肤之痛啊。（对了，劈指甲可不是缺钙哦。）实际上，孕期容易腿抽筋

桔子问过很多准爸妈前辈们，孕期觉得特别需要补啥？

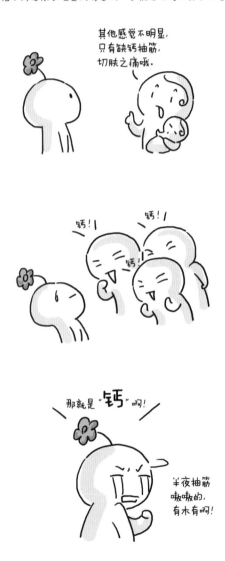

其他感觉不明显，只有缺钙抽筋，切肤之痛哦。

钙！ 钙！

钙！

那就是"钙"啊！

半夜抽筋嗷嗷的，有木有啊！

怀孕需要改变什么

的可能原因有很多，比如疲劳、腿部循环变差，钙或者镁缺乏，甚至脱水……所以除了拉伸、补充水分，也应该摄入足够的钙和镁。

四个月产检时，医生仔仔细细前后左右给我 B 超了一把，除了确认大脑、小脑、心肝肾膀胱、胳膊腿、脐带、胎盘什么的都没问题，还尤其确认了没有兔唇、脊柱优美清晰，看到屁股底的时候，宝宝的两条小细腿儿拼命蹬。但这个时候，骨头其实还都是软的，大波钙的输入，还远没有开始。

小人儿在出生前，差不多会从妈妈那里获得 30 克钙（不要觉得少，这可是妈妈体内 2% 的钙量！小鼠生出来之前获得的钙还不到 1 克），其中 80% 都是在怀孕最后三个月获得的，因为这是长骨头的主要时期。比较一下，孕中期三个月，母亲给胎儿供给的钙量是每天 50 毫克，后期三个月每天 250 毫克，最后阶段能达到每天 330 毫克。

但演化也造就了高适应度的生物。怀孕期间，几种调节钙吸收或释放的激素综合作用，使钙在血液、骨骼和泌尿系统中形成新的动态平衡，最明显的变化是肠道能吸收更多的钙了。这个变化发生得非常及时，是在胎儿还很小的时候就开始变化了。在哺乳期，母亲也会通过减少钙从尿的排出把钙"节省"下来。因此，如果平时不是营养不良，总的来说准妈妈和新妈妈并不会缺钙特别严重。第 74 页的图很形象地画出了钙的流向。

有的孕妇担心自己会骨质疏松，不过这个实验不好做，因为测量骨密度需要用到电离辐射，为了监测钙含量去照胎儿，不是

话说宝宝出生前，差不多会从妈妈那里获得30克钙，其中80%都集中在怀孕最后三个月获得，因为这是长骨头的主要时期。

所以孕中后期尿中钙的排放

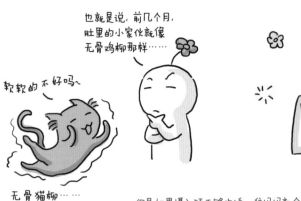

也就是说，前几个月，肚里的小家伙就像无骨鸡柳那样……

软软的不好吗~

无骨猫柳……

但是如果摄入钙不够的话，准妈妈就会抽引起或加重孕期高血压和子痫。

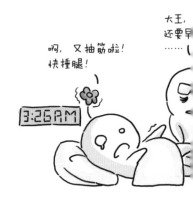

大王，还要早……

啊，又抽筋啦！快捶腿！

3:26AM

怀孕需要改变什么

本会加大对钙的吸收，减少
的需要。

谢谢！

什么好主意。所以科学家们也不敢随便做，顶多对比怀孕前和生孩子之后母亲的骨密度。研究得出的结果不太统一，有的说准妈妈骨密度下降了，也有的说准妈妈在失去钙的同时合成钙的速度也增加了。但大家达成共识的是，不管准妈妈是不是由于生小孩流失了那么一点钙，生完小孩，尤其是哺乳结束几个月后，都会恢复过来。

但有几个情况确实会对准妈妈挑战比较大。一是像电影《朱诺》的女主角那样，小小年纪就怀孕，自己还没发育完呢，生个孩子骨密度可能产生 10% 的波动；再就是怀了双胞胎；还有一类，是平时钙摄入就不足，这样的准妈妈在怀孕期间，骨骼中的钙更替格外迅速，也就是说如果平时缺钙，那怀孕的时候她们骨头里的钙就要顶上去了，老了就有可能骨质疏松。

钙的流向

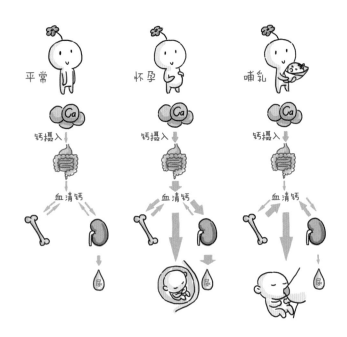

所以如果平时不喜欢喝牛奶或酸奶，不晒太阳，不吃肉，不喜欢坚果，连豆腐也少吃的人，孕期还是吃钙片好了！如果缺钙严重，还可能加重或引起孕期高血压和子痫。据统计，在膳食中钙不足的地区，子痫发生得更加普遍；有科学家分别拿印度、厄瓜多尔、日本、中国和菲律宾这些钙摄入比较低的国家做了实验，发现补充钙片果然能缓解这些国家准妈妈的孕期高血压。

说了那么多，最想强调的是：补钙不要临时抱佛脚。钙片虽然钙含量高，但也有吸收和代谢的问题。如果不及时，不仅对准

怀孕需要改变什么

妈妈不好，也会对宝宝的骨骼和心脑血管产生长期的影响。虽然很多研究都说怀孕对准妈妈没太多长期影响，但毕竟大多数实验是用平日钙摄入充足的欧美女性做的。

那么怎么判断自己是不是膳食缺钙呢？还是说个数据供大家参考：美国膳食标准建议年龄在 19 岁及以上的女性每天摄入 1 000 毫克钙，18 岁及以下是 1 300 毫克；中国膳食标准建议 800 毫克。而《中国居民膳食指南》指出，中国城乡人均钙摄入量连 800 毫克的一半也没达到。大家都看过美剧和美国电影吧，只要想想人家一天喝多少牛奶吃多少奶酪，就能理解为什么有这么大差别了。

那吃什么补钙呢？首先，奶制品永远是最好的补钙资源，毋庸置疑，这包括牛奶、酸奶、奶酪等等。其次，豆制品也不错，且符合中国国情，但其中存在误解：有一次我给社区居民上儿童营养学，发现很多人以为中国人常喝的豆浆是国之瑰宝，营养丰富热量低，真有不少人拿豆浆来补钙。其实说豆制品能补钙，指的是有硬度的豆腐，因为它们在制作过程中用富含钙离子的卤水点过了。可豆浆和豆子是一样的成分，主要就是蛋白质、脂肪和纤维素。

另一个被神化的国宝是各种骨头汤。很多人觉得那些白乎乎的东西就是悬浮在汤里的钙了，这真是一个特别纯粹的美好幻想：实际上它们只是大量悬浮在水中的脂肪。连自来水里那么点可怜的钙，也在熬汤的过程中从比较易溶的碳酸氢钙变成碳酸钙沉淀下去了，所以喝骨头汤补钙，还不如喝自来水补钙。数据显示，

✅ 奶制品——永远是最好的补钙资源. 包括牛奶、酸奶、奶酪等等.

✅ 鸡蛋——每个蛋黄但蛋黄里含有丰富的维

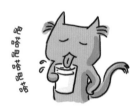

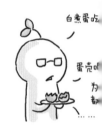

白煮蛋吃

蛋壳可
为
都
……

美国膳食标准建议19岁以上女性每天摄入1000毫克钙;中国膳食标准建议800毫克. 看看欧美人每天可劲儿地喝奶吃奶酪, 就能理解为什么有这么大差别了.

❌ 骨头汤——骨头汤
100毫升. 牛奶里含钙1
4毫克. 连自来水都有

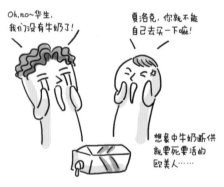

Oh,no~华生,
我们没有牛奶了!

夏洛克, 你就不能
自己去买一下嘛!

想象中牛奶断供
就要死要活的
欧美人……

这汤里白
不是钙吗

✅ 豆制品——也不错. 不过不是指豆浆, 而是有硬度的豆腐, 因为它们在制作过程中用富含钙离子的卤水点过了.

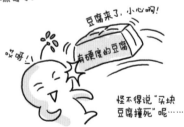

豆腐来了, 小心啊!

有硬度的豆腐

哎呀!

怪不得说"买块
豆腐撞死"呢……

怀孕需要改变什么

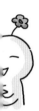

同样 100 毫升液体，牛奶里含钙 100 毫克，骨头汤里的钙只有区区 4 毫克，而自来水都有 10~30 毫克。所以要达到中国膳食指南建议的 800 毫克，你需要喝 20 升骨头汤才可以，完全换算成牛奶，就是 800 毫升。

也有人说吃鸡蛋补钙，虽然不算全对，但并不离谱：每个蛋黄只能提供你一天所需钙的 2%，但蛋黄里的维生素 D 丰富，占到每日推荐量的 10%。维生素 D 有利于钙的吸收，因此对于我们这种早出晚归不见天日的人来说，就格外珍贵了。

美国保健网站推荐孕期女性每天吃三份乳制品。这"三份"可不是简单的 3 袋奶，一份相当于 1 杯奶（或 4 小块奶酪，或 1 杯酸奶，或 1/3 杯杏仁），其中 1 杯为 250 毫升。我通常自己做酸奶，一般一天喝 2 杯酸奶 +1 片奶酪 +2/3 杯杏仁，再加上豆腐和鱼等零七八碎，回头算算，有时候还是不够。只能说，这就是人家推荐的量……

铁

一次孕检时，一位肚子不大身体却挺肥胖的孕妇排在我前面，从诊室出来后，她径直走到两位老者面前，得意洋洋地大声说："爸，医生说我贫血，你要给我增加营养！我还得多吃！"孕期贫血是比较常见的问题，却不是吃双人份就能解决的。

孕期的贫血，一般并不是像字面表达的"血不够用了"。怀孕期间，血流量显著增加，最终要增加50%左右。可想而知，血液里流动的那些稠密的物质也要相应增加。其中特别重要的是红细胞，而红细胞里最重要的蛋白是血红蛋白，红细胞能携带氧气全靠它们。血红蛋白可以由身体自己合成，之后还必须结合铁才能工作。也就是说，孕期身体对铁的需求大大增加了，而这些铁都要额外补充。平时我们不少人其实就有铁缺乏的问题，孕期如果摄入量再跟不上，就会导致常见的缺铁性贫血。

一般人每日铁摄入量应在18毫克左右，孕期大概要27毫克。铁比较丰富的食物大家都会想到猪肝，但前面提到，肝脏含的维生素A太多，还是不要作为补铁的主要食物了。较为安全的有红肉（瘦牛肉就很好），绿叶菜、西兰花、坚果、豆类也不错。

另外，为了物尽其用，促进铁的吸收，还可以多摄入一些维生素C含量高的水果。相反，咖啡、酒精和钙都会影响铁的吸收。酒就不要喝了吧，至于咖啡和富含钙的牛奶，当然不必完全戒断，只要尽量和补充铁的时间错开几个小时就好。

那么怎样知道每天补充的铁是不是够呢？当然，最"科学青年"的做法，是查到食物的含铁量，对每顿的摄入精打细算一番。但实际上也没那么麻烦。一般怀孕，如果你补充了孕期维生素，再注重饮食上铁的补充，都不会缺铁。如果没吃孕期维生素也不用慌，怀孕期间要抽不少次血，如果缺铁，很容易查出来，医生也会提醒你的。胎儿一般都很有办法从母体"攫取"资源，准妈妈测出自己贫血后及时补充铁，一般也都来得及。

咖啡和茶能不能喝？

孕 16 周时第一次见我的产科医生，临走时他提醒："可能会觉得疲倦，不要喝太多咖啡和浓茶。"说完补充一句："当然也不是完全不能喝，每天一两杯还好啦。"

医生的话对于一个喜欢喝咖啡的人还是相当有安慰作用的！只是实际操作中，竟发现我的口味随着怀孕神奇地发生了改变，不再那么能欣赏黑咖啡、黑巧克力和茶的味道，反而无法抵御奶茶甜腻的幸福感。另外就是爱喝白水，每天喝很多凉白开。顺便说一句，好多人问我凉水是不是不能喝、冰淇淋是不是会让子宫收缩。我的建议是，消化系统和生殖系统之间隔着好几层组织，包括几层挺厚的肌肉，甚至体腔，如果人体内核温度随着一杯凉白开、一个冰淇淋的进肚就降低，那人岂不成变温动物了，而且冰淇淋还是很多人早孕反应期间能吃下的少量食物之一，更不应该被打入冷宫。所以只要别灌大量冰水、短时间吃大量冰淇淋，都没有关系。

能量饮料 13

黑茶 16

速溶咖啡 40

美式咖啡 57

巧克力奶 2

常见饮品中的
咖啡因含量
（mg/100g）

黑巧克力 38

意式浓缩咖啡 114

卡布奇诺或拿铁 21

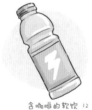

含咖啡的软饮 12

牛奶巧克力 15

怀孕需要改变什么

言归正传。咖啡在很多国家被认为是不可或缺的饮品，满街都是咖啡馆。我的美国老师每天早中晚举着大杯咖啡出入，除了咖啡和碳酸饮料基本上不喝其他东西。每天傍晚的学术会更是要提供黑咖啡畅饮才有人来。在这样的国家，咖啡因摄入真是躲不开的问题。但如今中国越来越时髦，咖啡也成了中国孕妈妈关注的因素。

通常大家担心咖啡，是担心里面的咖啡因。但是含咖啡因的可不光咖啡，巧克力、可可、茶、能量饮料，甚至某些碳酸饮料，比如可乐里都有。不同品牌的咖啡浓度不同，一小杯咖啡差不多是 125 毫升，含有 85 毫克咖啡因（不是星巴克的"杯"哦，星巴克中杯咖啡大概是 350 毫升，有不少于 200 毫克咖啡因）；而等量的可乐里也有 35 毫克；你可能想象不到，巧克力里的咖啡因含量也不少；茶虽然敌不过咖啡，但反复冲泡，也能积少成多。

科研界对咖啡因影响的研究结果令人困惑。一些研究认为孕期大量咖啡摄入（比如一天 4~7 杯，甚至 8 杯以上；1 马克杯算 2 杯）和流产有关，也有的说会导致早产或新生儿体重轻。这些结果并不令人意外：咖啡因和代谢产物都是小分子，通过胎盘畅通无阻，因此在胎儿体内能达到和妈妈体内相似的浓度；胎儿体内分解咖啡因的酶却很少，有的研究曾发现咖啡因代谢物会集中在胎儿的大脑；而到了孕中后期，连准妈妈自身代谢咖啡因的能力都减弱了，代谢速度只相当于孕前的 1/3。这也许解释了为什么我后来逐渐不太想喝咖啡了。

但实际上科研得出的结果更多支持咖啡无害，考察指标包括是否早产、体重轻、流产，甚至畸形。有一种丹麦减肥药曾受到不少女性的青睐，里面的咖啡因剂量相当于每天服用 6 杯咖啡，可想而知不少女性孕前（因为不知道自己什么时候怀孕）甚至孕初期都曾吃这种减肥药。若干年后，科学家对她们进行了追踪，结果是她们孕早期到孕五个月的流产率并未增高。注意，尽管这种减肥药里的咖啡因对胎儿没有统计出不良后果，但并不意味着减肥药可以随便吃，说减肥药对身体无害都是不负责任的！

还有一项针对 6 万名妈妈的研究，想再看看咖啡因和出生体重轻、早产是不是有关联。最后的结果也挺令人意外，貌似巧克力、茶、碳酸饮料和咖啡的作用并不一样，只有咖啡和新生儿体重轻有关系，但仔细一算，每天 1 杯咖啡也只是让体重从平均的 7 斤 2 两减少了半两，出生时间延长了 8 小时。

除了新生儿，科学家也关注了咖啡对宝宝大脑和行为发育的长期效应。比如有人曾怀疑孕期喝咖啡影响大脑发育，使得宝宝晚上容易醒。科学家回访了近 1 000 个三个月大的宝宝，20% 的妈妈从怀孕到生产都是咖啡依赖，每天至少保证 300 毫克咖啡因在血管中游走，差不多 1~2 杯中杯星巴克；还有 14.3% 在孕早期维持这个量。然而她们的宝宝醒夜的次数没有显著增加。还有人担心孕期喝咖啡和宝宝日后行为发育有关，但科学家拿这样的宝宝做过测试，发现总体来说他们在五六岁时的行为、情绪都没有问题，注意力可以正常集中，和小伙伴的关系也正常，亲社会。

更让人迷惑的是，有的研究不仅没发现害处，反而说适量咖啡因对胎儿有好处，比如给小动物喂咖啡因，发现孕早期摄入咖啡能在一定程度上预防缺氧造成的脑损伤。

咖啡对准妈妈的作用也"喜忧参半"。有研究说大量（接近半致死剂量的）咖啡因摄入，降低了怀孕大鼠的骨密度，让它们的小细骨头更不抗压抗拉。相反，一些研究说适量咖啡的摄入能降低孕期糖尿病的风险。

科研界的答卷不算黑白分明。那到底应该听谁的呢？我的医生说"一两杯"并不是随口说的。世界卫生组织（WHO）建议孕期每天咖啡因摄入不超过 300 毫克，北欧营养推荐量（NNR）给出的数值是每天不超过 200 毫克。这些数值经过很多人长期检验，被大多数研究认定为安全剂量，甚至是比较保守的安全剂量。具体标准可以因人而异，如果准妈妈非常需要咖啡提神，或者能从咖啡因产品（比如可可、巧克力）中获得不少幸福感，就不必因为少量摄入而焦虑。

除了科学"大问题"，喝咖啡更立竿见影的效果是影响睡眠，这一点就需要准妈妈们自己斟酌了。孕期睡眠规律可能会改变。比如我，到了孕晚期夜里会醒几次，早上不到 6 点就能醒，上班反而精力充沛不犯困，也就没有靠咖啡提神的需求。时不常来个小半杯咖啡，过过嘴瘾，也并不觉得损失了什么啊。

孕妇并不是病人，在吃方面，只要适量、均衡，基本上没有和平常人特别不一样的。有时候我和顾有容感慨，如果真是吃点什么或者忘了补什么就能导致胎儿异常，人类也不会如此顺利地繁衍成千上万年。具体到每个准妈妈，需要额外补什么或者禁忌什么，还是需要通过孕检，发现自己的问题，结合自身情况做分析。

孕吐篇

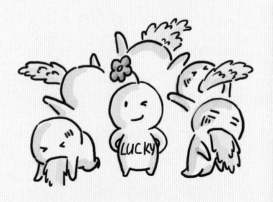

得知我怀孕后，大学好友第一时间来看我，说他老婆快生二胎了，两次怀孕都极痛苦，从12周吐到24周。这位同学是人见人夸的体贴老公，变着花样做好吃的，天天给爱妻揉胃。他老婆也很让人感动，努力吃东西，吐了缓过来继续吃，最后体重正常，生下健康男宝宝。同学警告我，吐的时候再向他取经吧。

忐忑地过了三个月……没有恶心！只觉得孕早期嘴里寡淡，口味奇怪，天天想吃凉皮。顾有容也尽力满足我，那段时间下班回家经常见到凉皮等着我，晚上吃不了早上吃，回忆起来格外幸福。

有一种人：
前一秒还谈笑风生，

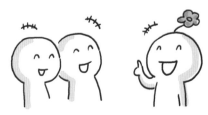

后一秒就翻脸走人。

你们先聊，我去去就回！

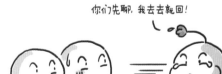

前一秒才吃下最爱的美食，

老婆我做了
你最爱吃的
鱼丸~

好吃！

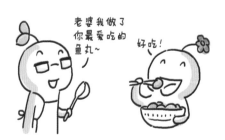

后一秒就倒给马桶.

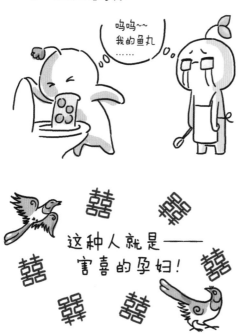

孕吐是怎么回事？

很遗憾，尽管大约 75% 的准妈妈会恶心，50% 会孕吐，但孕吐的机制仍没有定论。人们曾发现孕吐和人种有关，爱斯基摩人和非洲原住民，或一些以玉米为主食的部族，这种情况就比较少。但这个结论并不足以作为饮食建议，因为"吃玉米"只是对生活习惯的一项描述，和孕吐未必有关系，从这个意义上来说，和"光脚的部族"这种描述没啥区别。

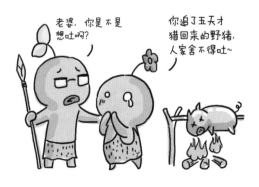

激素很可能是孕吐的根源，但究竟是哪几种激素也不很清楚。hCG（人绒毛膜促性腺激素）一直是重点怀疑对象，还有孕酮。孕酮会放松肠胃肌肉，让胃酸过多，胃蠕动变慢，但有些科学家试图测量孕酮和孕吐程度之间的关联，结果是没有关联。还有人怀疑孕吐是肝功能改变作祟，或是导致胃溃疡的幽门螺

怀孕需要改变什么

杆菌干的，最夸张的是 20 世纪六七十年代弗洛伊德那派心理学家，说恶心呕吐源自潜意识里对胎儿的厌恶……你说"不可能"也没有用，因为你不知道自己的潜意识！

除了激素，准妈妈对气味更敏感，这可能是比较确凿的造成孕吐的因素，因为先天嗅觉失灵的女性就不会孕吐。据统计，76% 的准妈妈发现孕早期味觉和嗅觉有变化，但改变可不一定是朝着什么方向，除了大多数确实更敏感，还有差不多 17% 的人出现了味觉异常，比如觉得苦味更苦，或者咸的不咸，14% 甚至会"幻闻"，也就是闻到根本不存在的气味，比如烂食物甚至排泄物的味道。前些年英国著名食品连锁店特易购（Tesco）做过一个真人秀，叫孕妇来品酒，他们的理由就是孕妇味觉敏感（当然他们不想连累宝宝，只让孕妇用红酒漱漱口就吐出去——孕期不要喝酒啊！）。节目想法不错也吸引眼球，但也确实只是做秀，保不准有孕妇觉得这酒闻上去好臭吧。

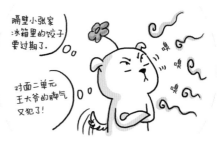

有人推测孕吐的演化意义是为了让孕妇不吃对胎儿有害的食物，一些科学家针对这个假说做了实验，发现孕妇果然能通过鼻子判断出一些"有害食物"的气味！别高兴得太早……他们接下来又找了没怀孕的女性和男性，让他们和孕妇比嗅觉灵敏度，结

果孕妇根本没比其他人更牛。我们只好冷笑一声：演化意义的推断，还是相当难证明的。

可能的缓解办法

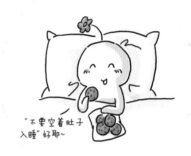

"不要空着肚子入睡"好耶~

① 少吃多餐：身边常备零食，尤其睡前不要空腹，因为胃酸会刺激空空如也的胃，让胃更敏感。

② 吃凉的：热的食物通常气味也比较大，对嗅觉敏感的准妈妈是个挑战。可以试试冰淇淋，如果吐

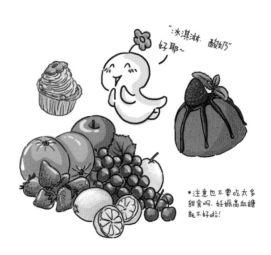

"冰淇淋、酸奶"好耶~

*注意也不要吃太多甜食呀，妊娠高血糖就不好啦！

得不行，也就别想什么热量高了，补
充能量要紧！

③ 变着花样吃：孕期嗅
觉和孕前不同，所以可能之
前喜欢的味道现在就不喜欢
了，现在喜欢的过一阵又不喜
欢了。但有些食物是不少准妈妈都
讨厌的，比如煮豆子、鸡蛋、鱼。蛋嘛，
我主要吃煎蛋和卤蛋，没什么特殊感觉，鱼一直是最爱。

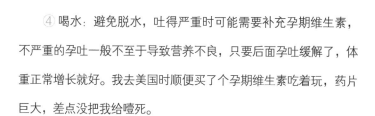

④ 喝水：避免脱水，吐得严重时可能需要补充孕期维生素，
不严重的孕吐一般不至于导致营养不良，只要后面孕吐缓解了，体
重正常增长就好。我去美国时顺便买了个孕期维生素吃着玩，药片
巨大，差点没把我给噎死。

⑤ 常换衣服：衣服上容易
沾染做饭味、火锅味、烟味、
香水味，香水味在这时可
能很不招人喜欢哦。另
外，要远离不喜欢的味
道：比如地铁上吃包子和
鸡蛋饼的人，以及香水味或
干脆是人味儿很怪的人！

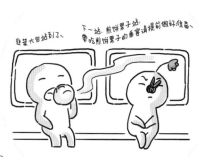

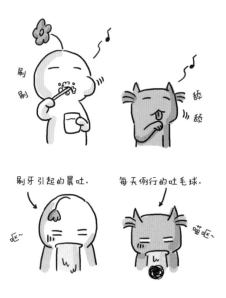

刷刷

舔舔

刷牙引起的晨吐.

每天例行的吐毛球.

呕~

喵呕~

⑥饭后别急着刷牙：这个动作会刺激呕吐反射。但平时要注意口腔清洁，勤刷牙漱口，保证嘴里没有异味。

⑦慢起床：或起来之前先吃点饼干等不容易恶心的东西填填肚子。

⑧生姜：这个方法最早是海军试验出来缓解船员呕吐的，但目前对生姜效果的研究还存在争议。它有时候比晕车药还管用（测试过程是先吃20克生姜粉，然后坐转椅），有时效果全无（这是NASA赞助路易斯安那州立大学做的实验，是为了帮助《生活大爆炸》里Howard那样赢弱的宇航员）。还有研究说生姜只抑制呕吐但不解决恶心，因为作用更集中在消化系统而非中央神经系

怀孕需要改变什么

统。我觉得这招儿值得一试，可以尝试嚼点姜丝，或者含个姜片。德国推荐一天不要吃超过 4 克干生姜，换算成湿的还是不容易超量的，而且我特别喜欢姜。

⑨ 维生素 B6：有时医生也会开，这也是一种效果、原理两不明的东西，有的研究说生姜和维生素 B6 效果一样好，有的说是因人而异。但维生素 B6 有推荐服用的上限 200 mg，所以最好先咨询医生。当然也可以多吃富含维生素 B6 丰富的食物，比如香蕉、坚果、绿豆、胡萝卜、西兰花、土豆、瘦肉和鱼，基本上也都是推荐孕妇吃的东西了。

⑩ 问医生：要是吐得极严重，体重减轻过多，就要找专门对症的药物和治疗方法了，去问医生吧。

写给不害喜的准妈妈

某网友撰文，说维基和书上写孕吐那么常见，所以应该是功能性适应。还找出一篇论文，说"不孕吐的女人流产率高，因为更可能摄入有害物质"，这位网友表示非常为我担心。

在感谢这位网友之余，我想告诉包括我在内那 25% 不孕吐不恶心的准妈妈：演化上所谓的"目的和意义"，不是用来反过来解释日常生活的。即使"孕吐能避免吃下有毒食物"，也推不出"不孕吐的女性会吃下有毒食物"，否则用相似逻辑也能说：不晕船的海员容易掉到海里去，因为没有得到晕船反应的保护。想想你也明白，即使不晕的海员掉到海里的概率更高，也很可能是因为晕船的海员都歇了，只有不晕的海员在干活。

再从生理的层面考虑，孕吐确实和激素水平有关联，所以有孕吐大约能说明激素发生了比较正常的改变。但这个推论反过来却未必成立，也就是说，"孕期激素水平变化导致孕吐"，推不出"不孕吐就是激素水平没有正常变化"。

所以，如果你和我一样，不要疑神疑鬼啦，你很正常而且很幸运！如果再不放心，过了头仨月大部分人都不吐了，咱们就同一起点了。

最后，加油！

一位读者留言给我，说看我写怀孕写得起劲，可她吐到只有 80 多斤，别人老说要坚持，可她完全没有怀孕的喜悦。我听了挺不是滋味。身体不适只有自

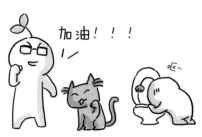
加油！！！

怀孕需要改变什么

己清楚，而且是最实实在在的痛苦。

　　只想对所有准妈妈说，你现在的所有付出都不会白费，必然会得到幸福的回报。

护肤篇

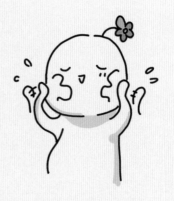

好多人问我，备孕期、怀孕期和哺乳期是不是不能用护肤品了？洗面奶也不能用吗？我想说，孕妇是正常人，不是病人，更不是不讲卫生的病人，绝大多数生活还是可以正常进行的。奇怪的是，问我孕期能不能用护肤品的人，从没质疑过预防妊娠纹的油也是一种莫名其妙的"化学物质"……

先声明基本原则：一般护肤品没什么好怕，用不着特意买孕妇护肤品，毕竟皮肤是人体屏障，值得信赖。别管化妆品广告说得多神，基本上没法影响你表皮下的身体，更别说胎儿。再说，不管脸有多大，相比全身，脸皮吸收面积都很小。如果为了过度防范"化学物质"，反而舍弃了基本保湿和防晒，对皮肤（至少是心情）才得不偿失。

维甲酸（= 类视黄醇 =retinoid）

很多人觉得我仗着懂点科学就大大咧咧。好吧，特殊时期，由于激素作用，女性身体确实会产生不可回避的变化，应该针对变化进行些调整；另外，如果你真想做一个万无一失（甚至是亿无一失）的准妈妈，那咱就来分析一些有特殊功能和强力功效的成分，让你防范也有据可循。

至于防妊娠纹的各种油，我可以负责任地告诉你，它们都没用，但或许能安抚你的内心，于是用用无妨。真正有用的还是运动＋饮食。

前面写过，维生素 A 不要过量，同理，维生素 A 一类的物质"维甲酸"也要小心服用，它的副作用和 VA 是一样的。这种成分经常用于治疗痤疮，毋庸置疑属于"强力功效"。尽管有的孕妇不幸会爆发痤疮，但是口服维甲酸是不推荐的。

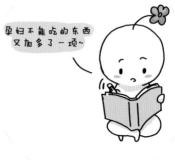

孕妇不能吃的东西又加多了一项~

除了口服药，类视黄醇和维生素 A（又称视黄醇）也会添加在某些去皱护肤品中，因为能促进细胞分化，也能保护皮肤中的胶原。

听到这里有人要慌了：去皱品多普遍啊！实际上目前没有证

据显示外用的一般护肤品里的类视黄醇和 VA 能透过皮肤达到相当剂量，更别说进入血液循环对胎儿产生影响。

2008 年美国食品药品管理局（FDA）发表了一项研究，用 3~14 个月大的适龄大鼠（实验用的是一种没毛的突变鼠），以及鼠和人的皮肤，测试了 VA 透皮吸收的比例。发现借助实验所用的不同溶剂，表皮接触确实能吸收 0.3%~1.3%，72 小时后再检测，比 24 小时后皮肤含量还要高一点。人皮比鼠皮的通透性差，吸收的 VA 多数留在角质层，但有些进入了真皮的上层，进入真皮就是说离血液循环不远了。最后 FDA 的科学家测了 VA 被活鼠表皮吸收后进入全身的情况，发现粪便、尿液还有尸体（显然它们为了科研牺牲了）中的 VA 量也挺可观。

那这些吸收的 VA 和人的健康有什么关系呢？文章做了个简单计算：护肤品中的 VA 一般有 0.1%~1%，保险起见咱们用最高量 1% 计算。如果你不是抹油像糊面人儿那样的姑娘，那差不多每平方厘米用 1 毫克护肤品；全身能抹油的表面积大约是 1.7 平方米。把这几个数乘起来，是 170 毫克。

咱们继续用最高吸收率 1.3% 来计算，每天全身能吸收 2.21 毫克。和 FDA 给育龄女性的 VA 推荐量 5 000 IU，也就是 1.5 毫克相比，显然超了，如果考虑 72 小时，就更多了……不过好消息是第一，FDA 定的标准是相当严苛的，其他大多数协会和卫生组织都普遍认为，孕妇每天 10 000 IU VA 是不会致畸的；第二，你不会天天用含有最高量 VA 或类视黄醇的去皱功能产品把全身上

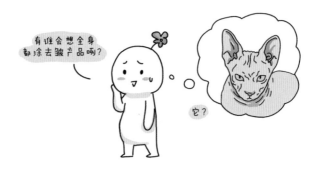

下涂严实吧，多数人也就是手和脸，手的面积大概是820平方厘米，脸差不多是 367 平方厘米，这样算下来，即使每天抹，最多能吸收的也仅达到 FDA 推荐量的 10%。

所以如果你真想小心，那么查查成分，避免大量使用此类物质就可以。

水杨酸（= salicylic acid = BHA）

说到这种弱酸又要从吃讲起。1763 年，牛津大学科学家从柳树皮里发现了它，叫它水杨酸。水杨酸有退热镇痛之奇功，只不过对黏膜等刺激太大了。100 多年后的科学家在上面加了个乙酰基，终于做成了家喻户晓的阿司匹林。在镇痛界称霸几十年后，

怀孕需要改变什么

正当阿司匹林的垄断市场即将被一系列后起之秀瓜分，科学家又突然发现它的抗凝血功能，于是阿司匹林又成了宝。现在一般认为老年人日常服用小剂量阿司匹林能防止血栓。

但阿司匹林的抗凝血保健功效对孕妇要另当别论，除了有特殊病情，不建议孕期服用阿司匹林等非甾体消炎镇痛药——至少不推荐长期服用正常剂量，尤其是在 32 周之后，因为这可能影响母亲和胎儿的止血。阿司匹林的其他作用也可能造成胎儿肺动脉高血压。

回到护肤品，有时候你会在一些治痤疮的护肤品，甚至爽肤水和洁面产品里看到水杨酸，英文为 salicylic acid，简写是 BHA。它是脂溶性的，加上是弱酸，因此能跑到毛孔里把死细胞们"整出来"。另外，毕竟这种物质最早是用来口服镇痛消炎的，对皮肤当然也有类似作用。

但别忘了水杨酸可是阿司匹林的爹。和类视黄醇的分析类似，每天涂一两次含水杨酸的爽肤水，肯定没问题（除非你对水杨酸过敏）。有的"焕肤"产品水杨酸相对含量比较多，因为需要借助这种弱酸的破坏作用让角质层剥离，可能会在刚用完后让皮肤看着比较嫩。但这

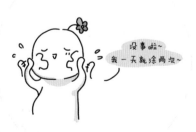

同样意味着透过皮肤的量可能相对稍多，风险虽然也很小，但比爽肤水确实猛一些。需要强调的是，这条提醒只适用于追求万无一失的准妈妈。

这里再补充一句。洋气的姑娘们可能对产品英文名更敏感，"焕肤"这个温柔的称呼，实际上源自 peel treatment（剥离处理）这个暴力的英文描述，剥的就是角质层了。

还有的洋气姑娘可能用的是"果酸焕肤"。果酸（简写AHA）在酸性和破坏性上比水杨酸还要强劲一点，而且是水溶性，不像水杨酸是脂溶的，但原理差不多。好消息是，果酸毫无水杨酸的其他"保健功效"，所以和孕期健康丝毫扯不上关系。

防晒霜

即使不讲究如我，孕期出去远足、爬山时，也会老老实实糊上防晒霜。因为孕期激素的作用，孕妇容易色素沉着，在眼周和

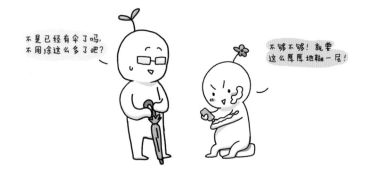

怀孕需要改变什么

肚皮上出现各种斑纹，晒太阳过多会让这些斑更显眼。

再次强调，即使能穿透皮肤的成分，穿透的量也微乎其微，不会造成伤害；但如果你听到"化学防晒"就恐惧，那就物理防晒吧，成分是氧化锌或二氧化钛，仅相当于贴身抹了层防晒衣。

妊娠纹怎么防？

差不多从 28 周开始，肚皮上疑似出现一条贯穿肚脐的浅褐色纹；不久，可疑纹线坚定现身。这才看出它并不笔直，而是在肚脐附近扭个小弯，好像肚脐成了个小漩涡，有点萌……这道线和妊娠纹没关系，却说明了妊娠纹形成中的一个重要步骤——色素沉着。

后来我以顾有容为参照，再仔细查阅资料，得知原来人体腹部本来就有一条颜色很淡的纹线，拉丁文叫 linea alba（白线），平时多数看不出。怀孕后胎盘产生促黑素，色素一沉就显出来，名字也变成 linea nigra（黑线），有时还长毛，描重了纹线。低头看，感觉肚子好像植物果实扣住的心皮，

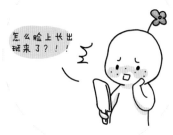

怎么脸上长出斑来了？！！

随时会弹开。顺便说一下，促黑素也是孕期乳头乳晕颜色加深，甚至脸上长斑的始作俑者。

因为这条线和色素以及体毛有关，所以其实对亚洲人并不是那么大的痛。而且生完小孩，随着激素水平回归、色素被吸收，线逐渐就没有了。如果真想采取措施，防晒霜匀给肚皮是靠谱的。

说真的我倒真没在意妊娠纹，我崇尚健康肤色和紧致肌肉——这些通过汗水都能换来，对白嫩松软不感冒；而且顾有容常和我比大腿上那些青春期留下的成长纹，我的纹纹小巫见大巫。长过青春纹，再长妊娠纹就有经验了。虽然机制还没有定论，但科学家推测二者原理相似，一是激素改变，二是皮肤下面的组织快速生长，迫使皮肤拉伸。

青春期，在大腿和屁股上，肌肉和脂肪会经历一段急速生长，而孕期子宫的膨胀也相当了得。表皮下的真皮层拉力改变，真皮层那些起连接作用的组织就重新排列；加上弹性蛋白和原纤维蛋白减少，弹性也减小，更雪上加霜。据不同地区的调查，50%~90% 的准妈妈都会生出妊娠纹，只是程度不同。

尽管妊娠纹的生理学机制尚无定论，但科学家也可以通过大规模调查，看什么样的先天和后天因素让妊娠纹更容易出现。

首先需要对妊娠纹制定一套数目字管理机制。早先科学家尝试数条纹数量（0~5 条属于轻微、6~10 条算中等，11 条及以上算严重），但这个打分机制显然太简单。后来又衍生出一种综合评

怀孕需要改变什么

估方法，考虑条纹分布、数量和颜色的深浅。妊娠纹四大"产地"（肚皮、乳房、屁股和大腿）分别计算，每处最多得 6 分，其中条纹数量 3 分，颜色深浅 3 分。比如肚皮上长了 6 条妊娠纹，颜色是最惨的紫红色，那肚皮就得 2+3=5 分，如果胸部还长了 2 条浅粉色的，那这个人的妊娠纹就是 5+1=6 分。

有了统一的打分系统，就可以对妊娠纹的各种相关因素进行评估了。除了大家常常担心的，也包括那些不容易想到的，包括遗传、胖瘦、孕期增重、胎儿大小、肤色、孕妇年龄、糖代谢能力、头发颜色、社会地位、教育水平、吸烟史、胎儿性别、营养、生产方式、有没有长痤疮、用没用五花八门的护肤油……

流传最广、最受人关注的民间偏方是抹油。期望最大，失望也最大，基本可以肯定，别管橄榄油、椰子油、护肤油还是某些国家产的奇怪药膏（比如伊朗一种叫 Saj 的护肤乳），都没法阻止各色人种中妊娠纹的发生比例和严重程度。道理不难理解：油仅作用于表皮。生物课上说，皮肤是人体的坚固防线，意思就是几乎没有什么东西能轻易渗到角质层和表皮之下。别管护肤品里说什么纳米（真要都是纳米材料，你不怕诡异的东西都往皮里渗吗）、干细胞（细胞在护肤品里活不了）、珍贵元素，表皮基本上都一视同仁。

但油也有用处：炒鸡蛋等油热的功夫，我顺手把橄榄油往肚皮上一抹，对缓解孕期皮肤干燥瘙痒，确实有用。

那妊娠纹到底和什么有关呢？为了给出一个基本靠谱的建议，我学习了若干篇论文，涉及孕妇上千人。不过由此也能看出，研究翻来覆去，必定是常出现争议性结论，人毕竟不像实验动物，生活环境错综复杂，影响因素太多。

所幸关键词终究不会被埋没。最不可思议也是最关键的是孕妇年龄，反直觉的是，年龄越小越容易长妊娠纹。想起电影《朱诺》里小姑娘白净光滑的鼓肚皮……

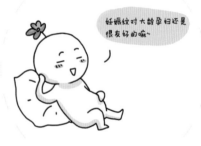

妊娠纹对大龄孕妇还是很友好的嘛~

不真实！来看某一次调查的耸动结果：对初产妇来说，15~19 岁之间的妙龄准妈妈，82% 生妊娠纹；20~25 岁年龄段减少到 65%；26~30 岁 41%；我的年龄组 31~35 岁就只有 21%；36 岁以上高龄怀孕虽然其他指标都不如年轻组，但令人安慰的是只有 13% 长妊娠纹。妊娠纹的严重程度也是越年轻越甚，20% 的妙龄组成员长了严重级妊娠纹，20~25 岁间严重级妊娠纹占 3%，30 岁以上则罕见严重妊娠纹了。

科学家猜测，这是因为，不到 20 岁的妙龄党，皮肤的重要组分原纤维蛋白还很脆弱。支持这个假说的证据，来自一种叫马方综合征（Marfan syndrome）的遗传病，病人的原纤维蛋白异常，孕期几乎逃不掉妊娠纹。

怀孕需要改变什么

其次是孕前肥胖程度，用 BMI 衡量。国外的研究用欧美准妈妈做调查，其 BMI 本身就比东方人高，具体数值不好参考。但也说明控制体重是备孕的重要功课，"抗衡妊娠纹"也是重要的动力来源。

再次，孕前瘦、孕期增重过多或胎儿太沉也不灵——这是一条被各种研究反复强调的因素。在一项研究中，英国科学家以 30 斤为分水岭，增重小于 30 斤则妊娠纹发生率不到一半，大于 30 斤则妊娠纹显著增加，其中严重级妊娠纹更是加倍。另一项美国研究依据是否长妊娠纹给准妈妈分组，发现两组平均增重竟相差 6 斤。但这些研究多数用的是欧美人种，包括黑人、白人、拉美人，据我自己的感觉，想在孕期增重 30 斤也不是一件非常容易的事……

其他因素基本上争议很大。大家最常怀疑的妈妈遗传，在某些研究中是重要因素，另一些研究中又无足轻重。细想，遗传貌似也并不那么可靠。因为家庭对生活习惯的影响很大，比如女儿总是倾向于和妈妈在近似的年龄生小孩，可能饮食观也相近，除非能找到遗传基础，不然我是不会轻易相信的。还有的研究确实做出经济状况和社会地位对妊娠纹发生率的影响，先不说政治不是那么正确，经济状况和工作背景也可能影响生育年龄，也就又回到妊娠纹的头号决定因素了。

让我汗毛直竖的是，在搜索妊娠纹的过程中，惊现几篇文章，论述"用妊娠纹指数预测会阴撕裂的发生"。这些研究中,科研人员发现在胎儿不太大的情况下(比如其中一项研究中最大的胎儿是 7 斤),妊娠纹严重指数以及是否实施会阴切开术,是和会阴撕裂发生率相关的。

包括我在内的很多人惧怕生孩子,都是因为想象生的时候会阴撕裂,轻则黏膜破损,重则连带肌肉,一路撕到直肠和肛门。先不说随之而来一系列并发症,光撕裂本身的惨,就无需添油加醋即可意会。一般认为初产、孕妇高龄、孕期增重过多以及新生儿体重过大等因素与其发生有关。关键是,妊娠纹为什么躺枪了呢?科研人员猜测,妊娠纹和皮肤弹性有关,而皮肤属性同样影响了会阴的弹性和韧性。有人甚至建议参考妊娠纹的严重程度,来辅助判断是否需要采取措施避免会阴撕裂——当然这个建议存在局限性,因为不是长了妊娠纹就将

百分之百遭遇会阴撕裂。别怕⋯⋯

总结预防妊娠纹最实用的方法:晚育;孕前调节体重;孕期均衡饮食、保持运动,控制体重增长,尽量不急剧增重。注意了后面两点,宝宝也不大会长成巨大儿,不仅能让妊娠纹的发生概率变小,对宝宝未来的发育也有好处。

不要一次性充气太多啦!!!

怀孕需要改变什么

归根结底，人不是那么容易改变自己的皮肤特性，所以，防晒、运动、合理饮食、合理增重，是最百搭和有效的建议，其他就不必过于纠结了。

幽行篇

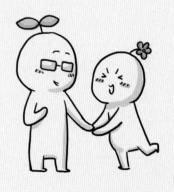

如果要出去玩，孕 13~27 周是黄金时期。医生一般建议 13 周前不远行，因为发生概率为 10%~20% 的自然流产中，80% 都发生在前三个月；另外，孕吐、疲倦等妊娠反应在前三个月最明显，出去也不舒服。而 28 周往后可能随时生产，电影里也有妈妈在大雨里突然倒地，随后从地上抄起个湿漉漉的娃……但咱们就不要折腾了。眼看孕 25 周，再不溜就错过"黄金时期"了，我赶紧把 26~27 周请下假来，去了川西。

　　川西是这两年我和顾有容的保留曲目。但今年身份特殊。众所周知，血氧浓度低对准妈妈和胎儿都是不小的压力。我们走之前做了充足的物质和心理准备，路程中有惊无险。回来之后庆幸坚决出游：这趟旅行是一次奇妙的经历，绝无仅有，此生难忘。

高海拔不良反应

（痛苦指数 ***** 解决指数 ***）

准妈妈在孕期尽量别选高海拔地区作为旅行目的地，虽然长期生活在高海拔的妈妈能成功生宝宝，但她们比临时上高地的准妈妈更适应稀薄的空气，发生高海拔妊娠并发症的可能性也较小。生活在平原的人去高海拔心跳会加快，可能导致高血压，引发水肿，甚至新生儿体重偏轻。

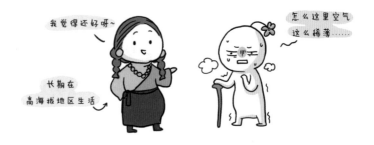

但如果你也因为种种原因必须去，则要先评估一下自己的状况。我以前常去高原，登过乞力马扎罗山，这次没有高反，但也需要控制运动量，监控心跳并及时休息。

高反是血氧浓度低导致的，为了给大脑足够的供氧，颅内压会升高，所以轻微反应就是头疼，重一点可能头晕恶心、心跳过速。在某个海拔，氧分压不变，只好通过运动强度来适应；如果

112

怀孕需要改变什么

减少运动还难受，就得坚决下撤。因此，建议住宿尽量下撤，每天上升不超过 600 米。我们这次也违反了原则，不过顾有容考虑到第二天要上 4 400 米，给我许诺了小马，来到山脚却发现车可以开到 4 000 米，小马也没骑成。

怀孕了不能只考虑一个人的安全。1985 年，瑞士研究者带领 12 位准妈妈来到 2 200 米的高山上，准妈妈孕 30~39 周不等，科学家让她们骑行 3 分钟，目的是研究在缺氧和运动双重压力下，胎儿的反应。测量发现准妈妈心跳、呼吸频率增加，血压升高，但胎儿心率改变相对较小。人们也曾把平原生活的羊妈妈在孕早期拉上近 4 000 米的高山，养一段时间后测量羊胎儿的脑供血，没有显著影响，羊宝宝适应得不错（当然羊的结果不能直接用在人身上）。总的来说，没有复杂身体状况的准妈妈和胎儿一般可以适应短暂且不太高的海拔升高。但状况复杂，包括有各种并发症以及吸烟的准妈妈，挑战高海拔对胎儿是危险的。

一个并不绝对但能增添乐趣的参考指标是胎心。胎儿心率从约 6 周开始先是加快，孕中期再逐月放慢到每分钟 120~160，太慢或太快都和缺氧有关。我们没有听诊器，顾有容每天早晚耳朵贴在我肚皮上，撅着屁股仔细听，说可以从我强大缓慢的心跳里分辨出约两倍的胎心。他怕我觉得遗憾，要给我买个听诊器，被我严词拒绝。其实我很安心于这种被监护的感觉（事后证明安心得太早了！），更是甜蜜。回来第二天产检，医生测量的胎心是 145 次 / 分。

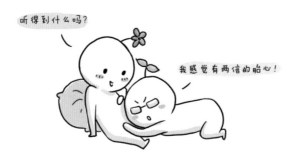

　　为什么说胎心的参考价值有限呢？和成人一样，胎儿心跳在一天中会变化，随着妈妈的心率、心情、压力、焦虑程度也会变。2003 年一项研究让准妈妈做很难的题目，准妈妈们血压升高、心跳加快。除此之外还测量了她们的长期焦虑水平，发现不管是暂时压力还是长期焦虑，都能反映在宝宝的心跳上。所以，尽管监测胎心能让人安心，但医生也不建议太频繁地测量，如果宝宝心跳有波动，或偶尔一次测量有点快，也不要先吓唬自己。真觉得异常就咨询医生吧。

　　回到旅行故事。顾有容听出的胎心在 142~158 间浮动，当时我还真有点忐忑，结果有一次他突然说数成 8 进制了。等我回了北京，又收到消息说所有计算都多进了一位，所以实际上是132~148 之间。我长舒口气，好在"正常范围"够宽泛，留出了加法不过关等系统误差。

怀孕需要改变什么

炎热

（痛苦指数 **** 解决指数 ****）

孕期新陈代谢加快，太热的地方不适合。但如果去了，就要保证充足的水分摄入，也尽量保证有空调等设施来降温。不要听信那些不能吹空调的古老说法，与其中暑，甚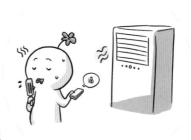至像新闻里那位把自己逼到有生命危险的坐月子的妈妈那样，迅速降温无疑是明智的。不少人问能不能喝饮料吃冰淇淋，我的答复从来都是：只要不是一次吃很多，为什么不行？少量冰淇淋进入胃里，很快就跟体内温度一样，况且距离生殖系统还好几层，"寒气"冷不到胎儿。唯一不好的是饮料和冰淇淋的糖和脂肪含量比较高。但同样，如果不是大量摄入，对健康也无碍。

拉撒

（痛苦指数 *** 解决指数 ***）

很多准妈妈都会便秘和胀气，高水平的激素使平滑肌松弛，

蠕动减少；增大的子宫还挤
压肠道,限制了正常活动。
出行时精神紧张加上饮
食改变，便秘尤其容易
发生。因此，准备些富
含膳食纤维的零食、多吃
蔬菜水果、多活动、多喝水、
早上留出充足的时间上厕所，都有
助于解决问题。千万不要因为便秘就不吃东西，那样肠道就更不
蠕动了，恶性循环。

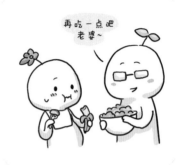

至于小便，孕早期是尿多多，中
期倒没那么尴尬了，但仍要及
时去厕所，不给尿路感染以
可乘之机！这次由于多数
时候在路上，我用的大多
是天然厕所……加上轻微
高反容易便多多，我几乎
在每一个能采到很多植物的
重要山头，都"到此一游"来着……

怀孕需要改变什么

关于吃：

上一问题的解决，很大程度上靠这一问题的努力。由于该死的黄体酮等原因，孕妇肠胃蠕动变慢，不仅容易便秘，肚子也容易胀气。坐飞机一动不动，肠胃问题更明显。飞机起飞前我们在家吃了1斤芥蓝，结果飞机晚点3小时，芥蓝前锋部队抵达大肠。眼见肚子鼓起来，里面气体流窜；宝宝也被吵死了，连翻带踢。想起芥蓝等十字花科植物是产气小能手，后悔不已。其他产气能手还有豆类食品，这些食物在小肠中都不容易彻底消化，到大肠后，肠道菌群看到大波食物来了，大加利用，就产生很多的气体。所以如果你不想一路上肚子翻云覆雨，就暂时少吃这些食物吧。为了缓解便便干燥，还要多喝水。抵达目的地后，别急着睡觉，晒太阳多运动，既有利于倒时差又能促使肠胃赶紧工作。

真是双重难受啊…

路上还要注意卫生，高温能杀灭大多数细菌和寄生虫，所以要确保吃的鱼和肉都彻底熟透。有一次我们点了毛血旺，咬一口放下，不一会儿流出一摊血染红了白米饭，特别惨烈。大厨道歉说高原不容易做熟，赶紧拿走重烧，再端回来我也只敢挑薄片和小块吃了。好在寄生虫一般不在血里……

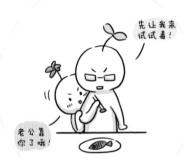

关于喝：

酒一定不能喝，也不要喝不明来路的生水。敏感的人尽量不用当地的生水刷牙。顺带说一句，孕期游泳也要看水质哦。

晒

（痛苦指数 **** 解决指数 ****）

有些准妈妈问，是不是孕期不能接触一切"化学物质"，洗面奶和防晒霜也不可以用了吗？这个问法本身就不科学，生活里能接触的任何东西，吃的喝的，包括自己，都是化学物质。皮肤是人体一道异常强大的防线，有角质层，别管什么纳米、干细胞技术，外涂的护肤品很

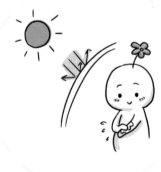

怀孕需要改变什么

少能渗透进去，更别说走过长长的路危害胎儿了。

相反，孕期容易色素沉着，连晒不到太阳的腋下和肚皮都容易颜色加深，所以更不该连基本的防晒都不做。如果发现有过敏等不良反应，停掉就可以了。

行程安排
（痛苦指数 * 解决指数 *****）

如果能守在一个地方，绝对好过天天换战场，比如自驾环岛游。换地方意味着每天都要乘坐交通工具，会面临后面这几个问题。

飞机
（痛苦指数 ** 解决指数 *****）

孕 10 周飞三亚，16 周去伦敦，20 周去波士顿，孕 26~28 周去川西。前后几十人问："孕妇还能坐飞机？"开始我还耐心解释；问的人多了，我反问为啥不能，企图启发提问者撤回问题；最后干脆说，那我走路去……

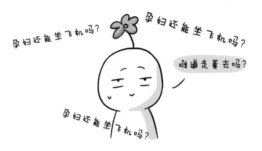

首先需要说明，出血、糖尿病、心血管疾病、呼吸系统疾病、高血压、习惯性流产、高危、临产等复杂情况，确实不适合坐飞机。同事怀孕的时候，隔壁床是高龄孕妇，高血压高血糖，天天点滴，情况复杂，医生警告她不能出院，可孕妇非要去美国，她觉得自己苦点没什么，娃一定要生在起跑线前方 100 米。医生拗不过，开了足量的药，严正地说路上点滴不能停，对她的状况会有很大帮助。究竟是否顺利抵达新大陆，同事也不得而知。我们都希望她和宝宝平安无事——不管是不是能理解这样的行为。

这是个极端例子，但代表了坐飞机最危险的状况。机舱里气压低（大约是海拔 2 000 米的气压），尤其氧分压低、湿度低，颠簸的时候可能对腹部造成突然冲击，加上高危或临产孕妇身体综合情况特殊，相对容易有突发事件，空乘人员可能应付不来。因此一般航空公司都会规定孕妇坐飞机的周数上限。比如英国

怀孕需要改变什么

航空公司规定孕 28 周后需医生 3 日内开的许可，美国航空公司规定预产期前 4 周内要有医生证明，临产 7 天内还需航空公司许可。

除此之外，大规模统计真没发现坐飞机和婴儿体重、早产、先兆子痫、出血等有任何联系。

很多人担心辐射，其实这条连"危险"的边儿也沾不上，反而担心的人最多。如果不是天天当"空中飞人"，完全不必担心高空射线会造成流产或者畸形。

联合国原子辐射效应科学委员会计算过，一次 10 小时的飞行受到的电离辐射量约 0.03 mSv。（Sv 是辐射能量单位，表示组织和器官接受的平均吸收剂量乘以辐射权重因子，用来衡量辐射对生物组织的影响程度，依射线种类而异。）要知道，地球人平均每年吸收的本底辐射量为 2.4 mSv，以相同数量级为例计算，吸收 4.5 mSv 的辐射量，需要飞行 1 500 小时呢。

实际上更应关注辐射的是空姐。以前有人猜测她们的乳腺癌和其他癌症发病率高，没小孩的也更多，可能与辐射有关。但如此猜测的人，往往没有考虑她们独特的生活习惯，比如通常更晚要小孩，甚至因为工作需要有时候会做人工流产，休假时更愿意晒太阳，等等。严谨些的科学家比较过"退役"和"现役"空姐，基本上没发现工作和自然流产有关，但空姐的月经周期确实会更不规律（这个因素可能影响生育）。也有的研究发现，每月飞行 74 小时的孕妇空姐比飞行 64 小时的流产率高一些。

空姐都是周周飞月月飞，普通人偶尔飞一次，没有这些影响，不过研究也说明，有流产风险的孕妇小心为佳。

还有人顾虑安检的 X 光，在下一章会讨论到，简而言之，哪怕你伪装成行李过行李安检设备都没事，更别提人的安检门了。其实除了小腿和屁股受委屈，孕中期坐飞机还是比较安全的，什么高空辐射都是虚无缥缈——尤其大家对孕妇都很照顾。空姐发吃的时，我弱问能再给我一包花生么，同时一亮肚子，三包花生立刻上桌，还附赠一杯热水，搞得我很不好意思。

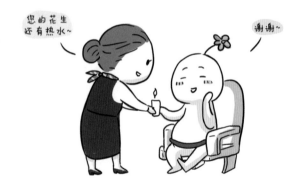

怀孕需要改变什么

小腿血流不畅

（痛苦指数 ***** 解决指数 ***）

坐飞机或汽车，最痛苦的是屁股和小腿。屁股和背疼主要因为变大的子宫压迫坐骨神经。子宫和小宝宝也压迫盆腔静脉和髂静脉，加上血液本身呈高凝状态，下肢血液不容易回流，时间久了就会肿胀，甚至有静脉曲张的风险（如果再加上大鱼大肉，高血脂高血糖、身材肥胖，就会雪上加霜）。

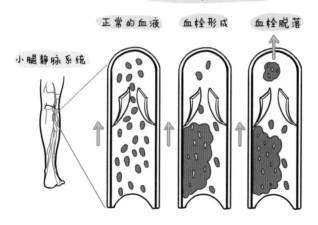

好消息是解决起来并不难，一是穿静脉曲张袜，原理是在小腿下端施加较大压力，促进回流。提醒有需求的准妈妈们，有些"美腿袜"可能达不到效果，因为人直立时下肢压力相当于地面

到心脏的距离产生的压力，我的身高为
1.63 米，差不多是 100 毫米汞柱呢。
我的另一个诀窍是把手提包放在
脚下，好歹能垫高一点（虽然
没到心脏高度）。

　　第二是不要长期保持一个姿
势，最好 90 分钟就起来走动走动，
再趁等饭干不下去事情的时候在位子上做
做小腿操！千万不要在这点上犯懒，觉得几个小时忍忍就过去了
（万一飞机延误呢，万一路坏了呢——我就都遇上过）。难受了
必然坐立难安。

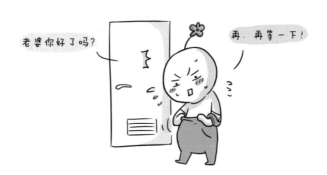

除了神器袜，衣着最好柔软舒适，多层且方便穿脱。连衣裙最好，上厕所特别快。我曾有过惨痛经历，有一天我穿了一套连身裤，好不容易排队排到了，干着急脱不下来……

安全带

（痛苦指数 ** 解决指数 *）

如果你觉得安全带很痛苦，那么抱歉，这点无法替代和解决。无数先例和研究证明了安全带在拯救生命上的重要作用。一位妇产科医生写过一个真实案例，准妈妈坐在副驾驶座，觉得安全带勒肚子就没有系，路上一个急刹车，肚皮撞在前面，导致胎盘剥离和流产。要知道，如果安全带系在合适的位置，是不会勒到宝宝的，宝宝处在几乎是全世界最完备的缓冲系统中，除了羊水、厚厚的子宫壁，还有子宫韧带、肥厚的腹壁肌肉（来自下方的颠簸有妈妈的屁股缓冲）。但强烈的腹部直接冲击，却是实实在在的危险，性命攸关。在一次突然颠簸中，我被安全带牢牢绑在座椅上，而没有系安全带的人整个飞了起来。在路上，这种突发事件都是发生在一秒之间，所以，不管车程是几分钟还是几小时，不管道路看上去是多么平坦，都别放松安全带，并且注意下面那一条勒在鼓肚子下方。

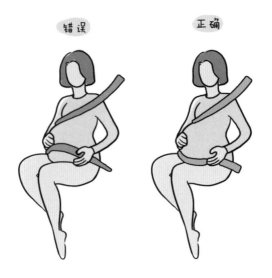

错误　　　　　　正确

怀孕需要改变什么

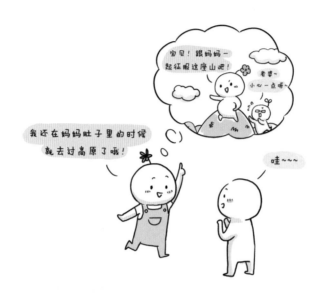

　　小半个月的旅行，估计是有娃前最后一次二人世界，结束时依依不舍。不过，待我们的娃长大，也可以骄傲地告诉小同伴，自己曾在妈妈肚子里环游世界，下过海水，也上过高原。如果你的身体条件允许，那么别诚惶诚恐了，暂时从工作里脱离，活动活动腿脚，缓解一下焦虑，绝对是值得和难忘的。

辐射篇

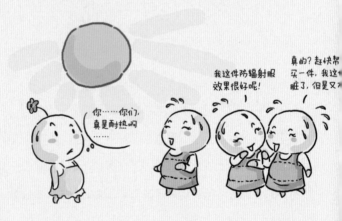

天越来越热，我穿上吊带裙，可不少孕妇仍大汗淋漓地套着防辐射服，撞衫概率也极高，据说这衣服还不能洗……可是，这份累受得值不值呢？

　　不妨先来搞清楚，防辐射服究竟想防什么、能防什么，日常生活中又有什么辐射，它们是否有必要防护。

辐射排排坐

各种物体的辐射大小

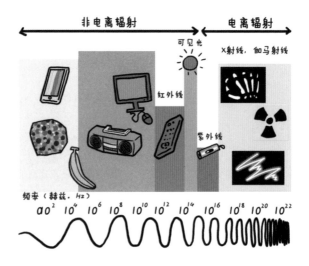

天地之间充满各种辐射：很多自古就有，比如阳光、宇宙射线、花岗岩、香蕉（里面的钾）；也有的是人类社会产物，如手机、广播电台、电脑屏幕、遥控器。但这些辐射本质没有什么不同，是不同频率的电磁波而已。依据频率高低，可以把这些"辐射"在电磁波谱上排列：往左频率低，波长长，能量小；往右频率高，波长短，能量高。到图中最右边，频率甚至达到 10^{22} Hz。在整段谱线上，小太阳所示的可见光我们最熟悉，它左边是红外线，右边是紫外线。

紫外线是量变到质变的分水岭，从此处往右，能量大到能让

怀孕需要改变什么

原子电离，所以形象地称为电离辐射。电离辐射可能破坏生物大分子的化学键。正因为这个原因，科学家和公众一直关注 X 射线或核辐射对胎儿的致畸效应——想象一下，能量较高的射线穿透人体皮肤和脂肪的厚厚阻挡，抵达胚胎，如果恰好照到重要细胞的遗传物质 DNA 并造成损坏，就有可能改变 DNA 的正常编码，这个细胞再分裂时形成的就都是不正常的细胞。但注意，电离辐射是有作用阈值的，并不是从无限小的剂量就开始累积；另外，要谈是不是危险，也要看频率，因为能量和频率正相关。所以不难理解，为什么大量 X 射线会对人体造成损伤。

而电磁波谱上左边一大段的非电离辐射，最显著的只是热效应。晒紫外光是一种时髦的晒黑皮肤的办法，多少伴有晒伤；但如果是非电离辐射这边的红外光，再强也就热死而已。看看日常生活中能遇到什么辐射吧。

电脑（非电离辐射）

关于屏幕辐射对孕期影响的研究至少开展 20 年了，主要因为屏幕背后是阴极射线管，可以产生低频电磁波。20 世纪八九十年代，即使在西方国家，电脑也算新事物，胎儿和儿童是最弱小的人类，率先被研究。1991 年，有一篇题目隐晦的文章《视频终端和流产风险》发表在医学权威《新英格兰医学杂志》（*New*

England Journal of Medicine）上。说它隐晦，是因为作者竟然令人发指地把重要结论藏在正文之中，给人留下误读空间……这项研究调查了使用屏幕的接线员和不使用屏幕的接线员，其中 730 个已婚女性共怀孕 882 次。有屏幕使用的接线员腹部会接受额外的 15 000 Hz 辐射（可自行对照第 130 页图看看在什么位置）。结果把所有流产记录下来一看，不管用不用屏幕，每个月的流产发生率基本上都没变（见下图）。而且屏幕使用最多的人和最少的人也没区别，哪怕是多胞胎，也并没有更敏感。尽管关于屏幕的所有统计都是"没联系"，他们的统计也确实印证了之前尽人皆知的结论：喝酒多（每月 8 杯）、抽烟多（每天 20 根以上）以及有甲状腺疾病的女性，流产率明显增高。

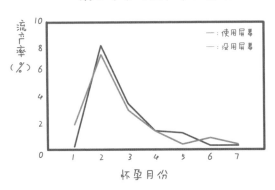

使用屏幕对流产率的影响

两年后，意大利科研人员足不出户，综合 9 篇综述进行统一分析，相当于统计了 9 000 例流产、1 500 例新生儿体重偏轻和

2 000 例畸形，还有 50 000 个案例做对照。结果不管哪一类都和屏幕没关系。之后公共卫生领域的相关研究层出不穷，结论都是"没联系"。

电脑除了屏幕还有 wifi 和蓝牙，它们也是电磁波，但通常不贴身使用，我们不妨看看每天贴身使用的手机的相关研究。

手机（非电离辐射）

我上大学时才有手机，如今幼儿园小朋友都备手机了，发达国家普及得更早。对孕妇来说，手机有很多好处，首先让工作更方便，可以在家工作，更别说能在手机上安装各种有利于健康的 app 了。但正因为人们离不开手机，它的安全性也很受关注。

手机电磁波约在 $10^9\,Hz$ 的量级，能量很弱，和电脑一样是非电离辐射。在细胞学层面，人们至今没有发现非电离辐射能以任何形式伤害细胞和 DNA，但有研究表明，打电话时靠手机那侧大脑的活动在打电话过程中会改变，因此不少人纷纷提出顾虑。"可惜"（可喜）的是，大规模研究不管在美国还是全世界范围都做了不少，到目前还没发现手机和任何种类的癌症有关，脑瘤也并不多发于接听手机的那边，甚至人们统计了欧美一些国家儿童使用手机的后果——他们的头骨和大脑理应更为脆弱——也没发现联系。所以人们观察到最近几十年脑瘤发病率升高，八成只是因为医学诊断水平更高了，能把之前没发现的疾病找出来，可喜可贺。

回到孕期话题，有关手机使用和流产、早产、胎儿疾病、男女比例相关性的研究挺多，有人还研究了父亲用手机对胎儿的影响。有些研究也得到了一些相关性，但都经不起推敲，至少没有得到足够的验证和广泛承认。比如，前两年一篇文章相当博取眼球。文章告诫准妈妈：如果孕期和哺乳期经常用手机，宝宝可能产生行为学方面的问题，比如儿童期多动症和情绪问题。先不说后人重复了类似实验，没有做出相关性，

更重要的是儿童期多动症可能和很多因素有关，比如妈妈爸爸如果都是手机控，可能留给宝宝的关注就少，而众所周知父母的关注和孩子的行为是有直接联系的。（我的衍生研究：准爸爸沉迷手机，会对准妈妈的关注减少，引发准妈妈的行为问题——所以，别玩手机了！）

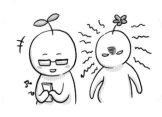

动物研究更不值得用来过早吓唬自己。那些科学家把手机绑在小鼠笼子上，距离它们只有几厘米远，如果换成人来想一想，相当于把两个冰箱那么大的手机天天绑在身边，整个孕期无处藏身。这种实验的结果没法直接"平移"到人身上。

2003 年的一项大鼠研究却很有意思。首先值得夸赞的是，研究者没有直接把结果和人类相比，而只是用一个实验物种，来

验证手机对生物的作用基本上只是通过热效应。他们让一些大鼠暴露于美国国家标准学会制定的手机辐射上限（和中国的应该差不离），另一些大鼠泡在 38℃ 的水池里；对照鼠比较幸运，只被泡在 34℃ 的水里（科学家说泡在这个水里比较符合"自然条件"……鼠权何在！）。科学家测量了子宫和胎盘的血液循环、胎盘内分泌和免疫功能，发现手机微波和 38℃ 的水产生了相同的影响。孕鼠对热的耐受，未必能和人类相比，但这个实验也告诉我们，如果真的需要格外小心，那么请别用手机给肚子加热（谁的裤兜在肚子上？）。

但我还是建议孕期少用手机，因为无数先例证明手机的危险，比如边走路边看手机、开车打电话等。别以为用耳机就能强到哪儿去，打电话本身就非常影响注意力。所以，集中精力走路开车，比担心莫须有的手机辐射，效果更加立竿见影。

微波炉（非电离辐射）

微波炉对孕妇也很好，尤其是如果你嫁了一个总出差的老公！

言归正传，家用电器中能产生最强电磁波的就是微波炉，频率比手机高一些，也就是辐射能量大，这一点很好理解，"手机爆米花"早就被打入谣言界了。但质量合格的微波炉，如果门没关好，是会自动停止工作的。质检部门也严格控制了通过微波炉门缝泄漏的微波剂量，大约能保证，当你在距离微波炉 5 厘米远的地方，接受的辐射只是手机辐射的几百甚至上千分之一。所以如果真要说建议，那就是用质量可信的微波炉，热饭的时候别把肚子贴在门上接受普照。

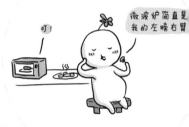

孕早期和人吃饭，对方大惊失色，电火锅你也敢？实际上做饭的炉子频率也就几十千赫兹，功率几千瓦。

安检门（非电离辐射）；行李安检设备（电离辐射）

机场安检门用的不是 X 射线，是非常低频的电磁波，因为机场人员不希望给你做透视，只想看身体表面有没有武器。安检门已经被证实对人体（包括孕妇）是安全的。检查行李用的设备确实是 X 光，因为需要较强的能量穿透表面，看到里面去，但这个安检仪在两边铅帘没有受损的情况下能漏出来的辐射也很小。专业人士做过计算，哪怕铅帘受损，一年 600 次经过安检仪，所受辐射也远在安全剂量之下。不过，就算是不图充分发挥铅帘的保护作用，为了形象，也别扒帘子从里面掏书包吧。

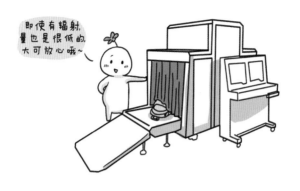

X 光（电离辐射）

一位准妈妈私信我，说在不知道怀孕的时候拍过一次踝关节 X 光片，医生说"有致畸风险"，让她自行决定是否流产；她婆婆也总念叨唐氏儿、白血病、畸形。作为科普写手，我真的不能提供医疗建议，因为风险能不能接受只能自己决定。可她的着急又让人于心不忍，作为外行，能依据什么来"自行决定"呢？也是蛮无奈的。

举个例子：一个孩子天生缺左臂，来判断一下，是妈妈孕期遭大剂量辐射的结果吗？

答案是，这种残疾最有可能是孕中期供血或胎盘出了问题，或胎儿被缠绕所致，辐射极不可能只把一条胳膊照没了。这个孩子智商正常，出生时体重正常，头的尺寸也正常——而这三者的异常，正是辐射致畸的常见表象。

辐射有阈值效应（threshold effect）这个概念，意思是说，在这个剂量之下，视作不危害人体；超过阈值，严重程度和剂量成正比。比如，科研一般认为对胎儿产生智力影响的阈值是 0.2~0.4 Gy，0.05 Gy 以下则不会流产、致畸或影响智力。随着胎儿长大，产生不良影响需要越来越大的剂量。其中 Gy 是单位质量的组织或器官吸收的辐射大小，即吸收剂量。

0.05 Gy 是什么概念呢？我翻译了北美的医疗诊断用 X 光和 CT 数据（见下表），表中单位是 Sv，大体和 Gy 是同一量级。由此可以看出 0.05 Gy 多么"难以逾越"。前面那位准妈妈拍的踝关节 X 光，辐射量就相当于在日常的背景辐射中多站仨小时，几乎可以忽略。更重要的是，准妈妈的生活质量和心情也很重要，考虑到辐射的风险很小，必要的治疗和诊断还是不应回避的。

北美医疗诊断用 X 光和 CT 项目的辐射量

诊断项目	辐射量
腹腔和骨盆 CT	0.01Sv
下消化道 X 光	0.008 Sv
上消化道 X 光	0.006 Sv
脊柱 X 光	0.0015 Sv
手足 X 光	0.000001 Sv
头部 CT	0.002 Sv
胸部 CT	0.007 Sv
胸部 X 光	0.0001 Sv
口腔 X 光	0.000005 Sv
女性骨密度	0.000001 Sv

大剂量辐射到底有多容易致畸，也要看胎儿大小，逐阶段分析。

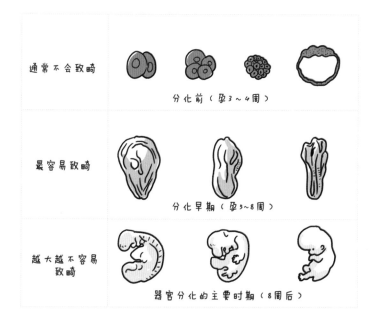

通常不会致畸	分化前（孕3~4周）
最容易致畸	分化早期（孕5~8周）
越大越不容易致畸	器官分化的主要时期（8周后）

比如，受精卵是单细胞，如果辐射特别猛，几乎不可能只产生单一的异常，结果往往是灾难性的，也就是流产；随着细胞分裂，到器官发生前（上图第一行），这一小团都是有全能性的干细胞，如果一个重伤或阵亡，临近的可以顶替，也不太可能造成畸形。所以科学家形象地把这段时期称为 "all-or-none period"（"要么全军覆灭，要么没影响"时期）。也就是说，刚受孕一两个星期（即孕 3 周和孕 4 周，后文都用这种计算方法，从末次月经开始为第一周），如果准妈妈去做 CT 或拍片子，万一产生了危害基本上就流产了，否则会正常继续。

科学家用大鼠做实验，也发现着床前和器官发生前最容易辐射致死和致流产，阈值是 0.15~0.2 Gy，小于这个值就没事。但只要鼠宝宝能活下来，就是强者，会正常生长。

人没法做实验，但可以分析历史上的灾难。切尔诺贝利核电站事故后，苏联流产率上升；在远一点的欧洲中部和北部，挪威、瑞典、芬兰和奥地利，各种生殖缺陷，包括畸形、死胎、自然流产率，都没有明显变化。遗憾的是，在欧洲东南部的一些国家，一些可怜的孕妇却被劝说做了人流。

人们也担心照 X 光片会不会影响宝宝的智力。在大脑（包括视神经）发育的关键时期，神经细胞受损后确实难补上。科学家分析了在"小男孩"和"胖子"原子弹爆炸后生活在广岛和长崎的孕妇，再次证实辐射对智力发育影响最大的时期是孕 8~15 周：处于这个时期的胎儿，辐射量达到 1 Gy 时，40% 的宝宝智力下降，1.5 Gy 让这个比例增加到 60%。遭辐射时不到 8 周和 25 周以后的，都没有明显的智力缺陷。前文提到的"对胎儿产生智力影响的阈值是 0.2~0.4 Gy"也是在这个分析中得出的。科学家还发现遭猛烈辐射的胎儿大脑中，该迁移的神经细胞没有老老实实地迁移到正确的位置，而 0.01~0.1 Gy 的"小量辐射"没有这个效果。但是看看前文的表格，1 Gy 压根儿不会出现，连 0.1 Gy 在医疗中也不常用啊。

最后，我相信很少有人会天天拍 X 光片。但残忍的科学家依然做了类似的实验，他们用 0.2 Gy 把小鼠和大鼠连续照了 10 代和 11 代（换成人就是半个唐朝那么长的历史了），辐射每天只停 1 小时，好让人去喂食喂水和窥视，结果也没有出现生殖和发育缺陷。

白血病就更是小概率事件。2001 年，科学家回顾了 1973~1989 年发生在瑞典的 650 多例白血病，看患者的妈妈在孕期有多少人拍过 X 光片，结果发现妈妈拍 X 光片，不改变孩子得白血病的概率。在另一份研究中，科研人员分情况讨论，分别是孕前夫妇拍 X 光片，以及准妈妈拍 X 光片，结果都是和宝宝患白血病没联系。

辐射导致突变毕竟是小概率事件，否则我们在科研中诱导突变就不会那么难了。实际上，在两颗原子弹爆炸中遭到辐射的 3 300 个在妈妈肚子里的人，在他们出生后 15 年，只有一人因为白血病或癌症死去；同样遭受辐射的数以万计的未育男女青年，后代得白血病的概率也没有更高。

科研界也有人持相反意见，有研究说孕期拍腹部 X 光片让宝宝白血病发病率提升 50%。看上去很惊人，但要知道白血病本身发病率极低（不同人种发病率不同，最高差不多是 0.033%，美国 2004 年是 0.015%）。好，我们假设拍腹部 X 光片真的让发病率增加 50%，就是增加了 0.007% 的风险。如果准妈妈要为了增加的 0.007% 而放弃，那不更应为了 0.015% 的基本发病率而放弃吗？

增加白血病风险的因素，有些你都想不到，比如父母的经济地位和社会地位、儿童摄入蛋白质的量、新生儿出生体重等，此外唐氏儿患白血病的概率是其他孩子的 10~20 倍。一个准妈妈告诉我，现在不少家庭为了避免受惊吓，不去做唐氏儿筛查甚至大排畸。我想，与其担心那一两次 X 光片的虚无缥缈的风险，还不如听医生的话，把更高概率的风险规避掉呢。

有人问，辐射会不会对妈妈有害，间接影响胎儿？科学家在鼠妈刚受孕〔孕 9 天（相当于人孕 3 周，器官发生前）和孕 12 天（器官形成初期）〕时把鼠妈开膛破肚，用铅板挡住子宫和胎儿，给鼠妈 4 Gy 的超大剂量辐照，得到防护的鼠胚胎只接受 0.01 Gy 辐射。作为对照，一些鼠胚胎被直接用 4 Gy 照，当然它们都死了；但在有保护的情况下，鼠宝宝全部平安——除非给鼠妈加大辐射量到 10 Gy 和 14 Gy，那时候连鼠妈也死了。

我们至少可以推测，准妈妈孕期对头、颈、胸部或四肢照一次 X 光片，如果腹部做好防护，则很难影响胎儿。但如果为了治疗，必须用特别大量的辐射，那是有可能损害准妈妈身体，进而影响胎儿的。

回到开头那位准妈妈提的问题，脚踝离胸腹部那么远，如今对射线剂量的控制和对病人的保护远胜几十年前，真不应因为一次照射就建议流产。

更重要的是，要理解"概率"的含义。生孩子本身就是一件风险不小的事儿，自然流产率为 10%~20%，唐氏儿发病率在千分之一量级……生物太不完美了，上天给咱们的风险，几乎比你能想到的正常生活中遇到的"危险因素"——没吃叶酸、没吃维生素、过安检门、照 X 光、做爱⋯⋯都更危险。为了这种小概率事件而舍弃一个本可以健康成长的宝贝，即便真的如此，我想也是一个痛苦的抉择吧。

防辐射服

我从没穿过标志性的孕妇装，更别说防辐射服，快 30 周了还经常混在人群里不被发现，所以从这点来看，防辐射服作为"让座神器"还是功勋卓著的。但它对于我们想防的东西却真心没有用。为了写这篇文章，我本想买一件"解剖"，可看了价钱就望而却步了。搜索了一下发现，防辐射服号称用金属纤维编织而成，帮它分析一下，就是利用了电磁屏蔽的原理。同时广告还说，"对 10~3 000 MHz 有屏蔽效果"，对照电磁波谱，毫无疑问是非电离辐射。

这样一来，X 射线肯定防不了了，比如地铁的行李安检仪。前面说过这些都是电离辐射，穿透性强。以前在实验室做同位素实验，为了防同位素辐射穿的是铅衣，和拍 X 光片时用铅板遮挡腹部是一样的原理。所以如果希望借助防辐射服防地铁安检辐射，还是死心吧。

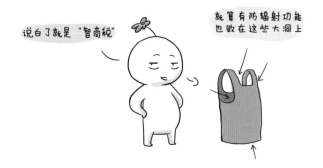

　　再看非电离辐射，前面说了几千字，重点就一个，目前没有研究能证明日常非电离辐射会危害人体，大多数辐射甚至远远达不到能产生任何作用的阈值，也就是说穿防辐射服没必要——这是前提。再看防辐射服，就是小坎肩，上下通气，领口袖口又是几个大洞。手机和 wifi 等用的是低频电磁波，这些技术利用的恰好是这些波长较长的电磁波的绕射能力，就好像你在房前树后都能轻易接收到信号一样，因此你在防辐射服里不是也能通过大洞接收到信号吗？

日常生活中应该防什么？

　　不少人抱怨现代社会"不自然"，可既然身在其中，何不多多利用发达的技术，过得比古人更好呢？比如，人类一直惨遭紫外线辐射，这可是货真价实、日日累积的电离辐射，加上古人天天在外面打猎，想必即使没有皮肤癌，身上也到处色素沉着，丑得很。要我说，与其花几百块钱买作用虚无缥缈的防辐射服，还不如用十分之一的价钱买瓶质量特别好的防晒霜呢！

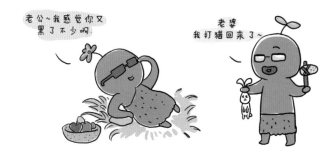

产
检
篇

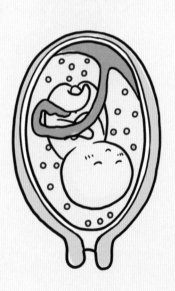

第一次正式产检，护士体贴地发来整个孕期的产检手册，上面详细列出了每次产检的内容和时间安排。我翻来覆去看了几遍，仍然勾不起兴致，生孩子太遥远，心里只想着赶紧应付了医生好上班去。喝着护士冲的暖暖的妈妈奶粉，只顾兴高采烈地数手册上“免费早餐”的次数。有几次没有，噘起嘴来指给顾有容看……

真实的过程并不枯燥，有兴奋也有忐忑，产检也绝不是“凑正确答案”或“随便应付就能通过”。虽然医生总说，生产是人生最自然的一个过程，我们只是辅助你而已，但他们也极其认真，稍有异常，绝不放过。

产检的节奏，大概是 28 周前 4 周一次，28~36 周每 2 周一次，36 周以后每周一次，临产了要隔天去观察。另外，医生还可能根据个人情况，临时加检。每次都要检查的项目是体重、腹围、血压、血尿常规，体重和腹围能粗略地反映胎儿长势，血尿常规能反映准妈妈的总体健康水平。时常做的是 B 超。比较"隆重"的，也就是最牵动准爸妈神经的，包括糖耐量测试、唐筛、大排畸等。

乐趣最多的 B 超

可以说，我对宝宝的感情，就是随着一次次 B 超逐渐建立起来的。时间长了，看到这个陌生的人形物体，它就不再是"胎儿"，而成了"宝宝"。第一次看到一个小圆点般的孕囊，和屏幕上的光标差不多大，医生把 4 个瓣儿的光标放在孕囊边上，就好像小胚胎还戴着朵花儿。三个月产检，二头身出现在屏幕上，萌感四溢。再后来，胎儿越来越大，医生会花更多时间给我看各种细节，比如给我点数胎儿的几根手指头和脚趾头。到孕后期，胎儿大到不再需要特别放大，面部也更清晰。有一次医生皱着眉头使劲盯着屏幕看，我紧张地不敢说话，以为出了状况，然后医生突然舒展眉头，回头望望顾有容，又低头看看我，笑着说，你俩脸都不小啊，怎么娃这么小脸？把我们都给乐坏了。

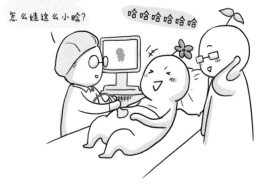

在医学上，最有借鉴意义的 B 超，应该是大排畸的一次，一般在 22~24 周进行，我是在 23 周做的，另外就是孕晚期用 B 超测量胎儿头围、体重以及羊水量。大排畸那短短半小时，是整个产检中心情最为跌宕起伏的，医生时而一脸严肃，时而又放松下来，我们大气也不敢出，生怕自己的些微干扰就影响了医生的判断。在这么大的时候，胎儿的主要脏器发育已经基本完成，一节节脊椎骨、心脏的心房和心室，都能看得清清楚楚。B 超技术利用多普勒效应，可以显示血液的流向，继而能通过电脑技术，用蓝色显示静脉，用红色显示动脉，以此看出心房和心室。医生先是给我讲解了一通，接着指给我看，这是左心房，这是左心室，右心房，右心室……小东西竟然发育得如此齐全，让人不可思议。

虽然精细的结构需要靠 B 超来看，大部分医院不会每次产检都做 B 超，其实也没有必要。当然有的医院每次产检的时候也会看一看 B 超，符合操作规范的 B 超对胎儿完全是安全的，不用担心超声"超"坏了宝宝，尤其是如果对胎儿发育状况存在疑问，医生可能会临时加个 B 超，那样就更安心了。现在的 B 超技术已经非常棒了，我在孕 38 周的时候，医生通过 B 超判断出胎儿体重已经达到五斤半，而我看上去还丝毫没有要生的迹象，医生立刻勒令我，主食别吃了！

经常有人问到彩超是不是更好。实际上彩超和 B 超在本质上没有不同。只不过看起来仿佛更加立体，可能有的人看到会觉得更加直观而已，但肯定是不需要额外加钱特意去做了。

甲亢

第一次产检结束，医生指着我的表单，面露令人舒心的笑容，说我看上去是个非常健康的准妈妈。只有一点："有轻微的甲亢症状。"我的身体一向非常健康，虽然只是"轻微"，仍然是个极大的意外。医生继续说："但先不用担心，这很可能是一过性的，下次再查就好了。"

其实，像我这样在孕早期查出轻微甲亢症状的人并不在少数。这很可能只是因为怀孕时人绒毛膜促性腺激素和雌激素的作用，导致血液里的甲状腺素水平增加了。

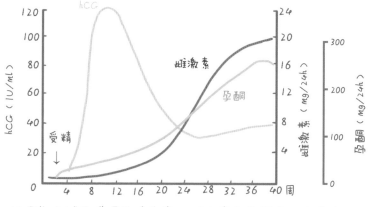

妊娠期人绒毛膜促性腺激素、雌激素和孕酮分泌的变化

　　人绒毛膜促性腺激素和促甲状腺激素（顾名思义就是促进甲状腺分泌的激素）是类似物，尤其在怀孕初期，hCG 会有个突增，从而造成甲状腺素的合成略微增加；雌激素也能刺激产生更多的甲状腺素结合球蛋白，把这些合成的甲状腺素再运到血液里。于是，从检测结果来看，就会显示出轻微甲亢了。等到了怀孕中期，hCG 水平相对降低，甲状腺素水平也会恢复正常，验血就能看到一切显示正常了。

　　绝大多数孕早期检测出甲亢症状的准妈妈，都是这种情况，不过也有一些人，可能是之前就有甲亢，但是从没检查过，而恰好在产检的时候查出来了。这样的人，除了验血能看出来，甲状腺也会有明显的肿大。而一般一过性的孕期甲亢，可能会有轻微的甲状腺肿大，但并不明显，也并不需要治疗。

糖耐

很多人通过微博发私信给我，问"唐筛"和"唐耐"是不是一回事，"糖筛"是不是有必要做。"唐"和"糖"混着用，令人看得一头雾水，实际上此"糖"和彼"唐"相去甚远，唐筛和糖耐检查，也是毫无关系的两种检查。

唐筛，全称是唐氏综合征筛查，检查出的异常状况是 21 号染色体三体。而糖耐，检查的是糖耐受，也就是人体对糖的代谢，异常状况是孕期高血糖、孕期糖尿病。

不少孕妇过量进补，孕期高血糖已经不算罕见，因此网上流传着不少"小招数"帮助准妈妈糖耐过关。

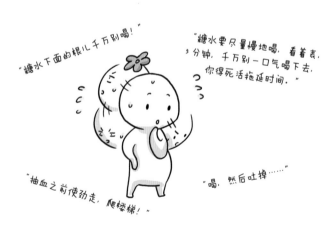

"糖水下面的根儿千万别喝！"

"糖水要尽量慢地喝，看着表，5 分钟，千万别一口气喝下去，你得死活拖延时间。"

"抽血之前使劲走，爬楼梯！"

"喝，然后吐掉……"

首先需要强调的是，产检不是考试，过关并不是目的。反而

怀孕需要改变什么

是如果有孕期高血糖、糖尿病，却不积极检查和治疗，延误病情，对准妈妈自己和胎儿都没有好处，甚至是危险的。

一般来说，如果是轻微的高血糖，医生会先建议观察，并通过调节饮食和加强运动来调整，同时可能安排复查。如果非常严重，就需要遵照医嘱进行治疗，甚至住院治疗和观察。

很多人认为，孕期要进补，甚至采用甜食和高脂肪饮食，才能保证"两个人的营养"，实际上尤其在孕前期和孕中期，胎儿的个头儿非常小，进入孕晚期之前只有一斤多大，完全"吃不完"第二个人的营养份额，营养多了也就不再是好的营养，成为了妈妈甚至胎儿的负担。现在科学界基本上已经有共识，孕期营养过剩，不仅可能产下巨大儿，给生产过程造成负担，也可能在胎儿身上造成印记，影响他（或她）一生的代谢机能。

还是做一个营养均衡、富有活力（体态健美轻盈就更好了）的准妈妈吧，这样对自己和胎儿才是真的好。

唐筛

36周产检的路上，我脑子里的"省钱神经元"突然激活，对顾有容说："早知道没事，就不花那么多钱产检了。"话音刚落赶紧悔过，这不是跟那些说"与其唐筛吓自己，不如不测"的人一样了吗？

唐筛，即唐氏综合征筛查。唐氏综合征是以第一位系统描述病人特征的科学家约翰·唐（John Down）命名的，那是在1866年。但真正揭示这种病的遗传学原理却是在1959年。简而言之，精子或卵细胞形成过程中出现问题，导致受精卵第21号染色体不再是正常的两根，而是三根，显微镜下都可以看出来，所以又叫21三体综合征。深究机制更复杂，有时是部分细胞里的21号染色体加倍，这种情况发生在受精卵形成后的细胞分裂过程中，还有时21号染色体的一部分跑到基因组其他地方去了。

回忆起来，似乎小时候见到的唐氏儿比现在多，或许是如今他们不再出门，也可能是我再没转过那些适宜闲逛的小巷，当然更大的可能是筛查让父母有了更多选择的权利，出生的唐氏儿少了。那时放学后总看到他们在胡同里自己玩，看到我们时，不知道是笑还是没有表情，浑然另一种生物，同学们统称他们为"傻子"。实际上因为不太敢仔细端详他们，再加上他们确实长得相像，也分不清那一带到底有几个"傻子"。

后来遗传课学到这种病，才知道唐氏儿确实有明显的面部和身体发育特征，比如眼裂小而且向上倾斜、眼距大、虹膜上有亮白色的斑，脸较平，大脚趾和其他脚趾间距大，掌心还有一条特征性的横贯纹；另外语言能力低、智商低，最后大概只能发育到八九岁孩子的水平。在国外，好些的唐氏儿勉强能上到中学，但20世纪80年代中国的一般家庭也没有那么大的决心和能力，在照顾起居之外帮助这样的孩子上学。除了智商，唐氏综合征患者的免疫系统100%不健全（准确数字，并非夸张），容易感染；内分泌和身体发育也迟缓；冠心病、白血病、甲状腺疾病等很多疾病的发病率也比其他人高；到60岁，阿尔茨海默病的发病率能达到50%~70%。

解读唐筛

如果让我选出十几次产检中最重要的检查，我会选俩，一个是大排畸，一个是唐筛。不是因为步骤繁琐隆重，而是因为这两项能最大程度扭转怀孕的乾坤，也就是"投入产出比"最高。

唐筛实际上包括一系列检查，每项筛查本身不足以给出确定的结论，综合起来才有意义；不过即使综合起来，也不能告诉你是否怀了唐氏儿，而是只能给出怀了唐氏儿的几率。

首先是12周的彩超，我面对屏幕，几乎忘了排畸的事儿，只为第一次看到有了人形的"二头身"小人儿而激动。医生引导我们看了乖乖不动、照片一样的小人儿后，突然一转视野说："量量颈后透明带厚度。"这个值（即NT）对判断是否为唐氏儿有参考作用，但准确率低而且漏检率太高，以至于独看这一个值完全没法做判断。因此我们的娃虽然过了这一关，但也没太让人放心。

16 周前后的产检就复杂了，也是多数人疑问的所在。要抽血，分离血清，测量里面甲胎蛋白（AFP）、人绒毛膜促性腺激素以及游离雌三醇（uE3）的浓度，结合孕周、年龄、体重等，计算胎儿患唐氏综合征的危险系数。它们的组合和意义大概是这样的：

AFP	hCG	uE3	对应情况
低	高	低	唐氏综合征（即 21 三体）
低	低	低	18 三体综合征
高	/	/	神经管畸形，腹裂，双胞胎

从表里可以看出，除了唐氏综合征，三种标志物浓度的高低组合，至少还能告诉我们 18 三体综合征和神经管畸形的风险。

但测量出的浓度，咱们外行也看不出高低。检测单上有 MoM 一项。这是一个没有单位的比值，是测量值和正常孕妇在相应孕周测量值的中值之比。怀有唐氏儿的准妈妈，血清 AFP 水平较低，MoM 大概在 0.7 左右，而 hCG 较高，MoM 值可能接近 3。于是，一看 MoM，三种标志物的相对高低就直观了。

下页的图能帮你直观理解 MoM：因为 MoM 的定义是和正常胎儿妈妈的中值相比，所以正常胎儿妈妈们的中值恰好都是 1。同时也能看出，为什么一个指标不足以说明问题：人群中三种标志物的检测值呈小山形分布，对唐氏儿妈妈和非唐氏儿妈妈一视同仁，二者还有很大重叠。只有综合几项的结果才能增加可信度。

几种标志物的 MoM 值

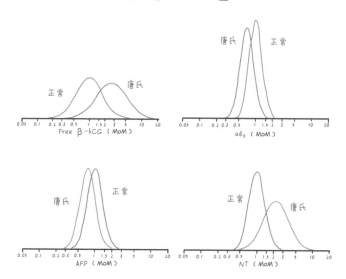

大家为什么总说高龄产妇危险呢？计算怀唐氏儿的概率时，除了标志物的具体数值，几乎同等重要的是影响这些数值的因素。"权重"最大的当数准妈妈的年龄，怀唐氏儿的概率随着孕妇年龄增加而显著增加，20 岁只有 1/1 450，30 岁大概 1/1 000，也不算糟，而过了 40 岁，比例就有点令人害怕了，会达到 1/100 以上。也就是说，40 岁和 30 岁的准妈妈测量出完全一样的标志物浓度，40 岁可能被判为高危，30 岁的就当了分母。希望大家看到这组数据，不要光想着"我的年龄好安全"，而是意识到"即使 20 岁，也不是没可能怀唐氏儿"。因此一定要筛查啊。

其他相关因素包括体重、人种、是否试管婴儿、是否患有胰岛素依赖型糖尿病、是否吸烟以及双胞胎。如此复杂，以至于真的没有办法列出一个算式来让大家自己算。不过至少你能明白唐氏综合征报告单上为什么还要列出那些看似不相关的数据。

16 周抽血后收到医院短信，告知"低风险"。顾有容批注："恭喜，又成分母了。"于是我对下面两个步骤的体会，只停留在书本上。

羊膜穿刺和绒毛活检

前面说，唐筛是"筛查"，因此只给出一个概率；如果"筛查"没过，就要进入下一个阶段——"诊断"，即让大多数准妈妈恐慌的羊膜穿刺。从原理上说，筛查是间接检查，但诊断则要直接从胎儿的细胞或 DNA 取证，或者取和胎儿同源的胎盘细胞，做遗传物质的检测，这样就能确诊到底是不是唐氏儿。

羊膜穿刺是在超声波的帮助下，用针头穿过准妈妈的肚皮，一直探到子宫里，躲开宝宝，取出些羊水，从里面把胎儿的细胞分离出来，就可以直接看有没有哪条染色体不对劲（如下页图所示）。妈妈的创口一般一两天就痊愈。但也可想而知，毕竟要把针扎进去，在很少的情况下，可能造成早产或者流产。这里还有一个误解，我们经常听说羊穿的流产率是 1/200，实际上这是 20

怀孕需要改变什么

世纪 70 年代的数据。2006 年一项在美国进行的统计显示，没做羊穿的准妈妈组，24 周前自然流产率是 0.94%——听起来也不低呢，而做羊穿的准妈妈组流产率是 1%。这么一比较，羊穿造成的影响还算可以接受吧。

羊穿示意图

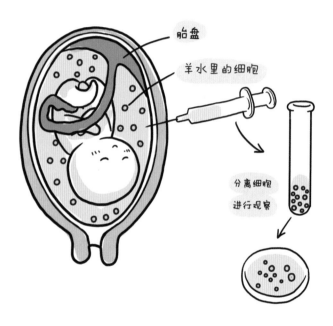

胎盘

羊水里的细胞

分离细胞
进行观察

另外总被提及的绒毛活检，一般需要比羊穿更早进行，其原理是从准妈妈的肚皮或顺着阴道和宫颈，深入胎盘取细胞。因为胎盘和胎儿都是由最初的孕囊发育来的，所以二者遗传背景相同，也就是说，看胎盘细胞里的染色体状况，就能得知胎儿染色体是否正常。

现在医疗人员还在完善其他检测方法，比如无创 DNA，即从妈妈血液的大海里"捞取"零星的胎儿 DNA 用于分析。这种方法作为诊断手段相当有效，而且假阳性率也不算高。

被误解的唐筛

"概率"一词就是误解的来源了。我听到很多人问唐筛要不要做，有人反馈说身边很多准妈妈都不去做唐筛。有些人的逻辑是这样："唐筛有假阳性，查了也不一定是真的，所以不做。"还有这样的："羊穿危险，不会做。其他的查来查去只能给出个得病概率，不能 100% 确定没病，所以不做。"

一句大白话回答：难道做检测是希望"做出"有病吗？稍加思考回答：查了虽然只能得到"概率"，但如果不查，真中招了，生下唐氏儿的概率就是 100%。据调查，唐氏儿发生率是 1/1 000，在一些禁止终止妊娠的国家，比如爱尔兰和部分阿拉伯国家，这个比例更高。另外一些国家，虽然允许终止妊娠，但随着高龄产妇越来越多，唐氏儿发病率也呈现上升趋势。

此外，说检查不能给出确定的结论也并不全对。唐筛确实只能给出概率。但当结果超出正常范围，则需要继续进行针对性的检查。如果羊水穿刺结果正常，不就完全放心了吗？

最后再批判一下伪科学：与其担心莫须有的辐射，不敢吃冰淇淋和杏仁，扔小猫扔小狗，吃莫名其妙的中药保胎，担心不能抹油不能用洗面奶……还不如按部就班，做好每一步产检来得踏实。

新知篇

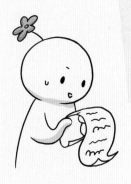

同事问，你怀孕的时候有没有焦虑？我不假思索："没有！"同事有点吃惊，顿了两秒钟，说，也许你没意识到，但你在怀孕期间写的文章，一定是你巨大的精神支柱。

果真如她所言。陌生的身体曲线、不断改变的重心、重新构建的血液循环和神经系统……即使是理性的人，能把新生命的发生，拆解成一个个看似有据可循的过程，也难免陷入茫然。

怀孕这段日子，我以不逊于读博士期间的速度读着各种论文、查阅来自 NIH、WHO 的资料，翻遍了靠谱的怀孕和育儿网站。到后来自己格外眼尖，能迅速从大家的谈论或者网页上看到与怀孕相关的关键词。这期间看到了很多新知，绝大多数并没有立竿见影的效用，但这些知识，却为那些忐忑的日子，带来了很多的安心和乐趣。

吸烟的害处比你想的多

怀孕四个月的时候，被公司派去伦敦开会。对于科学记者，到伦敦的必去之地是英国科学媒介中心（Science Media Centre）；我挤出俩小时，暴走来回，去听了一场"最新科研动态通气会"。话题正好是生孩子——没准未来选老公，"Background check"（背景调查）要上溯到老公性成熟之前。因为这篇即将发表的文章讲的是，11 岁以前就抽烟的爸爸，会生出胖儿子，而且越长越胖！

十几年前，瑞典科学家发现，祖父在 7~12 岁时是否营养过剩，和孙子的寿命以及孙子死于糖尿病的比例正相关。同时小鼠研究追踪了这种效果的"传承力"，发现能延续 3~4 代。于是科研界形成一个假说：男性性成熟前的环境影响，会作为一个信息，代代相传，影响后代男性成员的机体代谢——只传男不传女哦。我们姑且叫它"代代相传效应"吧。

这次，他们测的是吸烟。科学家先找了 10 000 个准妈妈，让她们叫准爸爸填问卷，问的是："你吸烟吗？从几岁开始？"结果显示，一大半曾是或仍是烟民的准爸爸从 16 岁开始吸烟。但也有极少数不良少年不到 11 岁就抽烟了，这个年纪还没进入青春期。

接下来把这些人分成"11 岁前开始吸烟爸爸组"和"年满11 岁后开始吸烟爸爸组"，并在其后十几年间追踪他们的孩子。

从 7 岁开始，隔年测身体质量指数（BMI）、腰围、体脂肪质量（fat mass，是用小剂量 X 光扫描得到的数据），直到 17 岁。发现 11 岁前沦为烟民的准爸爸，不管后来有没有戒烟，儿子都胖，而且越长越不可收拾。每个年龄段体脂肪都高，17 岁时已比对照组高出 20 斤！刚迈入青春期腰围已超出对照组 5 厘米！从 BMI 曲线来看更加一目了然。上面蓝色的是儿子曲线，下面红色的是女儿曲线，横轴是年龄，数值从 7 岁到 17 岁。

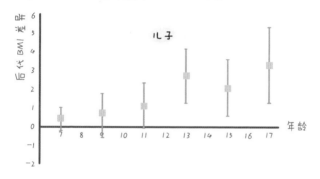

吸烟者后代的 BMI 差异随年龄变化的趋势

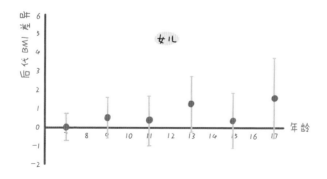

幸运的是，女儿的两组数据虽然从曲线看有区别，但在统计

学上并不显著，谢天谢地。妈妈是否吸烟也没有类似效果。

2015 年这些孩子就 25 岁了，科学家计划再做一次追踪，看肥胖有没有延续；过几年再开始追踪这些胖儿子的儿子，看"早吸烟爸爸胖儿子的代代相传效应"会不会延续，成为"早吸烟爷爷胖孙子的代代相传效应"。

真正让人瞠目结舌的是会上的问答环节。英国的科学记者多是文科生，但问题的专业程度惊人。赏析如下：

Q1：有没有排除爸爸遗传，是不是吸烟爸爸本人就胖？

A：实际上早吸烟爸爸还更瘦，BMI 更低……

Q2：为什么是 11 岁，这个数字是怎么确定的？

A：因为一般来说这个年龄的男孩子还没开始发育。我们直接可以问小孩子这些问题，但如果问老大不小的准爸爸，你几岁开始发育，多数都不会理我们。

Q3：有没有考虑吸烟剂量？二手烟是不是有一样的效果？

A：没考虑剂量，那样会牵扯太多变量。二手烟的效果没控制，因为两组爸爸们儿时的生活环境基本上是类似的。

Q4：儿子和女儿为什么不一样？

A：有动物研究分析过机制，看吸烟对生殖细胞的影响，但人没法做。可能吸烟只影响 Y 染色体，也可能效果被来自妈妈的 X 染色体掩盖了。

Q5：这个研究的演化意义何在？

A：也许爸爸小时候的生存环境是他在生育期情况的提前指

征，因此演化上需要他在有生育力之前就带上某种标记并传下去（这话很绕……可以这么理解，在远古时期人们不怎么到处跑，环境因素一代代之间差不离，爸爸小时候的营养或环境，就会带上某种"记号"，通过某种机制使后代早做准备，或变得对营养和环境更敏感）。这样好不容易演化出来的机制，就不容易在现代社会消失。但演化都是胡猜的。只要你的假说逻辑成立即可。

Q6：理查德·佩托爵士（英国著名的流行病学家和统计学家）直接说你的文章数据都是假阳性，而且说你们干啥关注没价值的11岁吸烟群体，却完全忽略更有价值的大多数人，他们都是15岁才开始吸烟的。

A：……

我兴致勃勃地把这个故事讲给姬十三听，他和佩托爵士一样，都怀疑11岁前吸烟的人很少，对肥胖控制的借鉴意义有待商榷。

那么唠叨点能借鉴的吧。

英国不愧是有吸烟传统的国家，在吸烟代表了独立、解放的20世纪70年代，半数人口是烟民。如今烟民比例虽大为降低，远比不上中国，但走在街上常看见帅哥美女用细手指拈着烟匆匆走过。男性22%是烟民，其中1/3在25~34岁区间；女性毫不逊色，烟民比例高达19%，而且年龄更小，约1/3在20~24岁区间。和中国相比，英国人吸烟更是年轻人的事。

不过英国政府也花了不少气力在号召戒烟上，差不多每年花8820万英镑来帮人戒烟，而且至少规定了室内公共场所不能吸烟。

已经有确凿的证据显示，二手烟导致婴儿猝死、让新生儿偏轻，每年造成 60 万例早产儿死亡，世界上一半儿童经常暴露在二手烟里。为什么还有那么多男性在看到旁边有女性和孩子的时候还自以为很酷地吸烟呢？也许你身边就有很多像我一样怀孕但看不出的人，也许身边的女孩不仅不觉得你酷，还在心里骂你呢。

准妈妈的肠道菌群也会变

孕妇不是为两人在吃，是为上亿微生物！这话剽窃自一个科学共识：人体内肠道菌群的数量至少是人细胞总量的 10 倍，你吃下的食物很多成了它们的食粮。几年前，上海交通大学生命科学技术学院的赵立平教授给肥胖症患者制订特殊食谱时发现，饮食改变能很快改变人的肠道菌群组成，继而让人体内各种炎性反应减少，最后实现体重减轻。也就是说，你胖可能不光是你的错，还有肠道菌群在帮助可恶的"小胖魔"！

《细胞》杂志的一篇文章表明，怀孕后准妈妈的肠道菌群会发生翻天覆地的改变，造成孕晚期体重增加以及胰岛素抵抗。

有人问我这种变化是好是坏？能不能通过调节菌群控制孕期体重？当然，更多未孕女性问我能不能用此法减肥。对于最后一个问题，暂时的答案是：你想多了。而第一个问题正是这篇文章要解答的。

研究中，科学家找来近百位准妈妈，让她们"捐赠"了 13 周和 33 周，也就是孕早期和孕晚期的便便，生小孩后 1 个月再捐一次。部分宝宝也参与了后续研究，分别在他们 1 个月、6 个月和 4 岁大的时候由妈妈送来便便。

　　结果显示，到了孕晚期，准妈妈们的肠道菌群多样性下降，但某些种类的细菌增加了，这些增加的细菌，正是那些肠道系统有炎症的人体内特别多的"发炎菌"（P 菌）。不出所料，准妈妈在这个时期，体内炎性因子增加，整体看上去像新陈代谢有问题的胖子（郑重提醒，这里不是建议去吃什么消炎药！）。

　　孕期另一个重要特征是胖，随之而来的还有胰岛素抵抗，也就是对胰岛素敏感性降低，继而血糖升高。那么孕期变胖是不是和肥胖一样，单纯因为吃多了或者吸收好呢？先声明，这里不讨论孕期营养摄入过剩的问题，因为作为实验对象的准妈妈们都是饮食受到监控的。从研究来看，准妈妈的吸收也未必更好：科学家采取了最朴素的方法——把准妈妈的便便烧了，发现吃一样多的情况下，孕晚期比孕早期通过便便损失的能量还多，说明吸收并非更好。

　　那会不会是准妈妈的新陈代谢变化了，导致肥胖？科学家把孕晚期便便里的菌放到小鼠体内（它们本身不带菌，叫无菌鼠），结果小鼠变得特别胖，而且胰岛素抵抗也变强了。

　　这个实验并不是纯粹为了折磨小白鼠，而是要解决一个重要的"因果问题"。因为当我们看到两件事情相关，并不能证明第

菌群移植实验

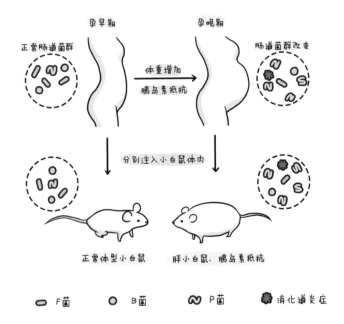

一件导致了第二件，也就是说我们不知道肠道菌群变化是孕晚期变胖的诱因还是结果。国外曾有人尝试，把健康人便便中的菌群灌入到肠胃疾病患者的肠道内，菌群就会努力在病人肠道里繁衍，帮助重新建立已沦为废墟的旧菌群，拉肚子就好了。这个"实验"表明，健康菌群，是治好病人肠道疾病的原因。

如果把孕晚期准妈妈的肠道菌群放到另一个正常体重的姑娘体内，后面的姑娘悲惨地胖了，就能证明肠道菌群是体重增加的原因。这个实验是采取了与上述治拉肚子的案例类似的逻辑，只

就能听到妈妈讲故事的录音，慢吸就给他放其他娃的妈妈讲故事的录音，不一会儿，婴儿就能通过吸奶嘴技巧调出亲妈的声音来听；狡猾的科学家改变程序，这回慢吸才能听亲妈讲故事，不一会儿宝宝又学会了新规律。这些小婴儿在出生之后还没来得及听妈妈讲话呢，说明他们未见妈妈相貌就已经记住声音了！

令人寒心的是，当爸爸对着宝宝说话，说 4 小时到 10 小时不等，接着做类似的实验，结果一切努力只是白费。哪怕经过数小时"集训"，爸爸的声音对宝宝来说仍和其他爸爸没区别，几星期后才有改观。妈妈和爸爸的地位从出生就不同，很可能是因为孕期妈妈的声音不仅和其他环境音一样，能透过肚皮传给胎儿，也通过身体内部传导到子宫里。

30 多年前的科研主要通过行为推断大脑活动，实验也像训练小猴子一样朴素可爱；最近几年科学家重新审视了孕期妈妈声音的重要性，但做得更深入。他们找了一帮小宝宝——最小的刚来世上报到 8 小时，最大的 1 天——让他们听自己妈妈或别人妈妈的声音，同时在脑壳上做各种测试。结果，听自己妈妈的声音时，宝宝的大脑活动更显著。更关键的是，听妈妈的声音能激活和语言相关的脑区，但陌生人的声音对他们来说只是一种"声音"而已。这个结果更有力地捍卫了妈妈对宝宝语言学习的重要地位。

宝宝喜欢妈妈的声音，在今天有了更多应用，科学家把听妈妈的录音作为一种奖励，来帮助早产的可怜宝宝学吸奶。特制的奶嘴上有感受器，吸对了就给听妈妈唱歌，吸不对就不给。

吸奶可不是件容易的事，要协调吸奶、吞咽和呼吸等动作。很多早产儿出不了院，都是因为不会吃东西。科学家发现，用听妈妈唱歌作为奖励，宝宝几天就能学会吃奶，比没奖励的宝宝吃得快一倍，也吃得更多。

1984 年还有一项更神奇的研究，十几个准妈妈临产前一个半月，每天对着肚子念两遍《戴帽子的猫》，一共念了 67 遍。出生后立即给小娃听别人念《戴帽子的猫》或《国王、老鼠和奶酪》的录音，小娃竟能通过吸奶嘴控制播放自己熟悉的童谣。看来出生前接触到的声音，或许能影响出生后的"文艺口味"。

这个实验太神乎其神，更重要的是我也没兴趣让宝宝出生就喜欢某一首诗，或者喜欢莫扎特而不喜欢吉米·亨德里克斯（摇滚音乐家）……但另一些实验让人"喜忧参半"：都怪我天天说中文，宝宝可能一出生就最亲中文了。

这项研究地跨两国，征集了同一天出生的 40 个瑞典宝宝和40 个美国宝宝，用的道具也是吸奶嘴装置。科学家给瑞典宝宝播放美国发音 [fi]，或者给美国宝宝放瑞典发音 [fü]——他们之前在妈妈肚子里都没怎么听过这些声音，于是就快快地吸奶嘴，表示他们的注意力一下子被声音吸引了；把录音调换一下，也就是让宝宝们听从肚子里就一直听的母语发音，宝宝就慢慢地吸奶嘴，好像这些声音不怎么新奇。生"双语感"宝宝的幻想泡汤了。

宝宝在肚子里不仅能记住母语发音，甚至能记住特定的单词。芬兰科学家录了一段全是念"tatata"的录音，里面夹杂变体

怀孕需要改变什么

"tatota"，或者音高改变，让妈妈每天播放 8 分钟——想象一下这个实验进行过程中得多烦人啊。不管怎样，孕妇们坚持每天听磁带，直到宝宝生下来。5 天后，宝宝被抱回来，脑壳上贴上小电极，科学家给他们播放"tatata"和变体发音。通过大脑的活动，科学家看出，他们幼嫩的大脑竟然记得出生前听过的发音。记忆力还挺了不起，之间经历了惊天动地的分娩，还 5 天没复习，都不会忘呢。

胎儿时期听到的发音会被记住，所以做爸妈的一定小心说话啦，小娃可都听着呢！我掐指一算，将来小娃肯定记得"米兜"一词，因为这是我一天中喊得最多的词，是家里的无意义背景音。但回头细看人家的实验设定，立刻意识到让小娃记得"米兜"也无望了，因为实验要求音量大到正常谈话都勉强，每天播放"tatata"上百次，全套训练下来共播放两万多次……

小娃的大脑从在子宫里就被周围声音所影响，难道说明准爸妈们都应该选择胎教吗？ 20 世纪 90 年代，法国科学家造出"莫扎特效应"一词，说给胎儿听音乐能刺激大脑发育，增加神经细胞之间的联系。但研究发表不久，不少医生就纷纷抗议，说"莫扎特效应"被大大夸张了，科研并没攒够证据说明透过肚皮听音乐的胎儿更聪明，或者适应性更好、更成熟、更有创造力，或者有其他本领。

说白了，听莫扎特还是周杰伦根本无所谓，听音乐还是听人说话也无所谓。反而有医生警告，天天把耳机按在肚皮上，可能打扰宝宝的睡眠规律和健康成长。而且考虑到上面写的一堆实验，你不觉得自然说话已经够娃学到崩溃了吗？

我对顾有容说，小娃出来会不会觉得突然静得可怕啊？出来之后放点摇滚也不会嫌吵吧？

毋庸置疑，妈妈肚里的声音是小娃从 20 周往后最持久的声音干扰，但并不意味着其他外部噪音无所谓。之前别人问过我不少有关噪音的问题："孕早期去过一次卡拉 OK，会损害胎儿听力吗？""能看电影吗？"前者和胎儿听力没关系，因为完整的听觉系统在 24 周左右才形成，相关机能从第 8 周开始发育。至于后者，电影和演唱会的响度的确不在人耳舒适度范围内，长期且猛烈的噪音不仅可能损伤听力，也可能惊吓胎儿，让宝宝心跳加快、扭动，甚至吓尿……但我的建议是，日常噪音能避开当然好，偶尔为之也不必过于纠结。

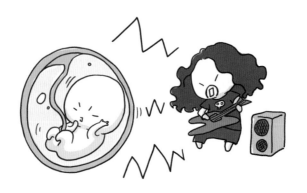

怀孕需要改变什么

一个原因是，抵达子宫前最损害听力的高频噪音会被人体和羊水过滤掉不少（所以听莫扎特的音乐时听不见小提琴了）。其次，据科研评估，噪音同胎儿听力损伤、早产、出生体重过轻的联系尚有争议，而且研究一般针对的是工作或生活中较长时间暴露在噪音中的准妈妈的情况，比如在机场工作。当然，如果准妈妈觉得自己工作环境持续太吵，就利用你的权利，向老板控诉吧！

吃辣的妈生吃辣的娃？

我和顾有容开发出很多方式，用来检验娃是不是亲生的。去川西时调侃说："要是娃有高反肯定不是亲生的！"看米兜无忧无虑地趴在小床上，说："对猫过敏就不是亲生的！"街上看到小胖娃说："要是长这么圆就不是亲生的！"在家吃饭时说："不吃辣就不是亲生的！"如此种种。矮子里拔将军，也就最后这条还科学一点。

口味就像文化，在一个地区代代相传。这和后天培养有关，小朋友开始吃固体食物时能吃到的只有本地风味，过段时间必定形成喜好。但科学家也推测：小娃自己还不能吃之前，妈妈就能通过羊水和奶水，让小娃预先感受到她吃下食物的味道，这样小娃出生后就不会排斥这些口味，"熟悉就是好"嘛。这个猜测其实在几百年前就有更大胆的衍生版本，人们觉得妈妈通过乳汁不仅能给宝宝营养，还能把情绪、气质甚至智慧传给宝宝……母乳喂养"神通广大"！

生命的开始不是降生，而是受精卵在子宫里着床的一刹那。胎儿实在太喜欢这个让自己从无到有的环境了，随着各种感官不停接受刺激，也奠定了很多喜好，比如喜欢妈妈和子宫里的声音，喜欢被抱紧的感觉，还有味道。胎儿的味蕾在孕早期就开始发育了，六七个月的时候差不多形成。这时的胎儿还会进行吞咽练习，把周围的味道吞到嘴里。

在一项科学实验中，如果让出生 3 天的新生儿闻自己待过的羊水味，他们会很感兴趣，脑袋好奇地扭过来闻；要是闻到别家宝宝的羊水就没那么喜欢。羊水味甚至能和奶味媲美，给出生 2 天后的小娃闻自己的羊水味和妈妈的初乳味，婴儿对羊水和奶水是一样喜欢的。只是随着吃的奶多起来，他们对奶会偏心，4 天大时再把妈妈的奶和羊水摆在面前，奶的吸引力就更大，小脑袋扭过去闻好半天。这不难理解：孕晚期羊水里都是自己的尿，奶多香啊！

主要组成都一样，自己的羊水为什么比其他宝宝的好闻呢？这是由于妈妈们吃的东西不一样，把羊水调配出了不同口味，比如大蒜味、咖喱味、薄荷味，等等。

一些欧洲科学家利用了法国大餐里经常使用茴芹的便利，在本地组织一些准妈妈做实验。一组在宝宝出生前两周吃茴芹点心，一组不吃。茴芹在中国没有什么认知度，它和茴香、香菜、芹菜一样都是伞形科植物，在欧洲菜系里是一种有个性的佐料。说到

怀孕需要改变什么

这里，大家就能理解科学家为什么要用茴芹做实验了。我小时候见到有的同学中午吃到一半突然出去吐，当时看得目瞪口呆，后来才知道茴香、芹菜的味道，是很多人天生无法接受的。

回到茴芹实验，吃或没吃茴芹点心的妈妈的宝宝们出生后，没吃任何东西就被科学家做味道测试，也就是拿棉棒沾味道给他们闻。结果，喜欢茴芹味道的宝宝看上去充满食欲，他们的妈妈正是孕期吃茴芹点心的。其他宝宝的妈妈都没吃过，宝宝摆出一副七扭八歪的嫌恶表情。

科学家不能靠主观判断，而是要依赖数目字管理。他们用摄像机捕捉下宝宝们的表情，把面部拆分成不同部位进行统计，尤其是那些公认是婴儿表达厌恶的表情，包括压眉毛、皱鼻头、抬上嘴唇、撇嘴角、抻嘴唇、张大嘴、扭头。而嘴的一系列动作，比如吸、舔、嚼、咬，则被视为喜爱这个味道的指征。

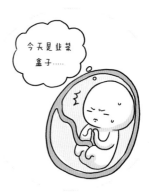

统计出的结果显示，不管是刚生下几小时还是出生 4 天，如果出生之前妈妈吃茴芹点心，那宝宝也比较能接纳这种刺激性气味。

胡萝卜是另一种在小朋友圈中臭名昭著的食物。科学家做了和茴芹类似的实验，这次是让孕晚期的准妈妈在生宝宝前的 3 周，每周 4 天喝 300 毫升胡萝卜汁，另一组准妈妈喝水。宝宝几个月大之后喂胡萝卜汁味儿米糊，喝大量胡萝卜汁的妈妈的宝宝，基本上对胡萝卜味儿米糊不怎么厌恶，从他们的表情就能看出来，而且喝得更快、吃得更多。

顺便说，如果妈妈在哺乳期照这个剂量喝胡萝卜汁，几个月之后，宝宝也更能接受胡萝卜味儿的辅食，说明胡萝卜汁让妈妈们的奶也变成胡萝卜味儿了。

准妈妈吃的东西，都能跑到羊水里吗？当然不是所有，至少很多食物里的大分子，比如蛋白质，就早被"切成"碎末，找不见原本的姿态了。但一些穿透力强的小分子，确实有可能"保留全尸"，循环到羊水中去。

闻味为实。医生们曾在一些准妈妈去做羊水穿刺前 45 分钟让她们吃下大蒜油胶囊。穿刺出羊水后，让闻味陪审团鉴别。据报告，吃了大蒜油的准妈妈羊水味道更浓，甚至被某些人鉴定出是大蒜味羊水。这样的羊水被胎儿吞进吐出，没出生就已"尝过"大蒜，出来之后应该更容易适应大蒜吧。

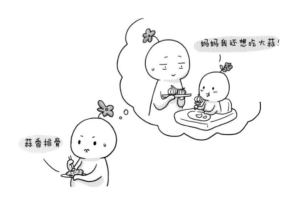

妈妈我还想吃大蒜！

蒜香排骨

怀孕需要改变什么

你恐怕能看出来，上面实验讨论的都是奇葩味道。人类经过漫长的演化，已经形成了一些固有的味道喜好，比如不用教就爱甜味和咸味，前者暗示食物可提供能量，后者有人体生理活动需要的钠。但人们能喜欢苦、麻和辣却是后天"锻炼"的，或者源自对刺激的追求，所以不能指望婴儿一出生就可以欣赏了。上面提到的胡萝卜和茴芹的味儿，也不是最基本的那些安全喜人的味儿。因此，如果咱们尝试从演化的角度来解释，妈妈能通过羊水和奶水将这些信息传递给宝宝，就好像在说，你娘都吃了这么多，回头你也吃不死！这么一想，漏些味道到羊水里，至少还算不坏吧。

最后，吃辣的妈真的要生吃辣的娃？事实上我翻了半天文献也没见到有人研究，也没人研究辣椒素究竟会不会跑到羊水里去。我和娃他爸探讨了一下，认为这个结论恐怕是经不住考验的。因为辣椒素主要的作用是刺激黏膜，大量摄入时，能通过调节离子通道让消化道里液体更多，从而改变消化机能甚至造成腹泻。这样，辣椒素基本上从另一端开口排出去了，会让人屁屁疼，不会有多少被吸收到血液循环里并输送给胎儿。

很多人还问孕期吃辣椒是不是安全。你看世界上那么多离开辣椒不会做饭的民族——泰国、印度、墨西哥，还有中国大片地区——都生生不息……只不过，三十几周孕检时，医生看了我的尿样，说有一点感染迹象，让我暂时不要吃辣。后来我猛喝水，并没告别辣椒，几天后也一切正常了。

尾声

有人说"生孩子的疼有 12 级",也有人说和来月经差不多。我一直想亲自体验,查明真相。

而实际上当我上气不接下气地体会了开宫口过程,哪里还顾得上什么科学真相,觉得产房里就数胖乎乎的麻醉师最好了……

此前几次产检,医生反复嘱咐在三种情况下要来医院:见红、破水、规律宫缩。见红是宫颈口毛细血管破裂的迹象;破水要像尿尿,但无法控制,也没有尿的气味,破水后须平躺,不然脐带脱垂胎儿就危险了;规律宫缩,是说刚开始每次宫缩间隔长,程度也轻,但会越来越频繁,间隔趋于稳定。我把医生的嘱咐牢记于心,但仍不踏实,之前听别人的临产经历,虽然归结起来都这三点,但又都不一样,有人见红很久才宫缩,有人宫缩到一半不缩了,有人发烧,有人上吐下泻,有人几小时就开了三指,有人破水后没有宫缩于是再用催产素，也有人过了预产期打催产素没反应……真能演绎出标准生孩子流程的极少。我心里也嘀咕，到底怎么判断临产的宫缩？和性高潮之后的宫缩有多大区别呢？肚子疼是一定的吗，会不会不疼就错过了？

9月2日

分泌物里有血丝。我问医生能不能预测啥时候生，医生无奈地直挤眼，说："不远了，算大雨前的打雷吧……"我激动不已，在小书包里装好证件，却等过了两天的风平浪静。

9月4日夜

睡得正美，突然醒来，哎呀肚子疼！过5分钟又疼，每次持续50秒，正是"频繁且规律"；去洗手间一看，血在流——特征匹配通过。我爸说我妈当年"肚子疼起来也是说疼就疼"，心想，就今天了！但想起初产妇的第一产程至少要十几个小时，就懒得去医院，安然在床上等待一个又一个5分钟。结果竟睡着了。

一睁眼6点了。觉得不对劲，等了几分钟，没疼，血也少了……去医院问为啥我都"频繁规律"地疼了还不算真宫缩。医生说："宫缩的疼，是让你睡不着的。生孩子哪有那么简单，一觉醒来，哎哟，旁边多了个小朋友！"但他也说，见红后应该两三天就生，他看看日历突然一瞪眼："不会就在中秋节吧！"

刚生完孩子的朋友听说我白缩了没生出来，告诉我说，她疼的时候，要抓毛巾、调整呼吸镇痛。我一听果然自己的疼是假冒的，看来低估了宫缩的力量。

9月6日夜

子宫又彩排一回，我又半截睡着了，早上醒来觉得像童话情节，某种魔力让我一觉错过了。

9月7日夜

子宫动真格的了！疼得直冒汗。据我了解，每个人有不同的缓解疼痛方式，之前顾有容说抓他咬他打他都行，但我疼的时候没力气抓打咬，倒觉得站起来慢慢走能让宫缩时间缩短，跪在床上并趴在枕头上急促呼吸也能减轻痛感。

数着宫缩，心里特别激动，总算要生了！不过医生错了，我这一夜趁宫缩的间隔也在睡。早上吃完了冰箱里能吃的东西，就精神抖擞地和顾有容出发了。还带了猫粮喂院子里的黄大头和黄小白。

小疼三次，走到医院。医生内诊，说已经开一指，宫颈条件很好。她连连感慨："你都没疼就开一指了，很多人疼24小时还没开！"我心想谁没疼啊！于是我和顾有容一起住院了，科学松鼠会的群里开始赌我们的米花到底中秋生还是八月十六生。

白天宫缩不太剧烈，间隔也不稳定，下午觉得无望，走回家看米兜，吃大桶冰淇淋。当时没有太想，这竟是最后一次二人世界。

　　　　　　　　　　　　怀孕需要改变什么

9月8日夜

　　子宫动真的真格了！疼得连哼哼
带翻滚，骶骨也极酸疼。不想睡，
怕被疼痛惊醒。趴垫子没用了，
侧躺更疼，强行下床抵住墙，
仍无法缓解，坐到沙发上也
不好。顾有容号称要坐在沙发
扶手上陪我，结果吊在扶手上
睡了半小时。

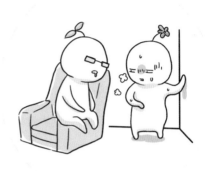

　　实在难过，把护士喊来。她看了胎心，
计了宫缩，说不够频繁，就走了（还通过我右侧躺和左侧躺胎心
有微妙差别，判断出米花脐带绕颈一周），留下一句令人绝望的
预测："后半夜没戏了，安心睡吧。"谁安心睡得着啊！尽管如
此，我还是没有气节地间歇睡到天蒙蒙亮。

9月9日早上

　　一帮医生查房又带来了希望，我赶紧抱怨疼死了，并当场给
他们表演！领头的医生说，这就是临产的疼了。一内诊，开了
三指："破水就生！吃了早饭进产房，12点生！"呵，连出生
时间都定了。

　　我像终于质量达标，草草吃了两口，等待进入流水线的下一
环节。

9 点在产房躺好，医生给我绑好胎心和宫缩压监护设备，看宫缩仍不到 5 分钟一次，说破水能促进宫缩，拿一把手术剪顺着手指伸向子宫，只感到一股温热的液体流出来——原来这就是破水，我赶紧躺好怕羊水流光。医生说不错，羊水是清的，还说可以翻身找舒服的姿势，然后就四下招呼让人准备东西去了。

可疼起来哪有什么舒服的姿势。这还不够，医生回来看了一眼，说我是原发性宫缩乏力，虽然宫缩力量还好，但频率上不去。决定给我加 4 滴缩宫素（即常说的催产素）。激素的作用真是立竿见影。阵痛立刻翻江倒海，而且上气不接下气地来了，疼得我大汗淋漓，一会儿就湿透了，左右翻身，每次宫缩都能感觉一股热羊水汩汩地流出来。医生得意地说，看吧就差这么点儿。

突然惦记起顾有容怎么还没来？！作为科学青年，急需另一位科学青年见证这个过程，回头好讲给我听。我问医生，医生内诊，发现已经开了 8 指，立马两通电话，一个是叫人赶紧把家属带来，另一个是喊医生一行人来准备，扭头和我说："你就别无痛了，马上生了，多走运，整个儿没怎么疼就开全了！"又来了……谁没疼啊！

医生出现，貌似也觉得我宫口开得太快，问我要不要上无痛，恢复一下体力，也"再闷一会儿"，让胎儿的头自己再转一点。事后证明这个决定是英明的，要不胎儿急急火火冲撞出来，我疼，宝宝也会鼻青脸肿。

但不英明的是，她把顾有容又遣出去给我拿巧克力了……我

怀孕需要改变什么

们怎么会带这些没用的吃的啊，没有巧克力，不要巧克力！

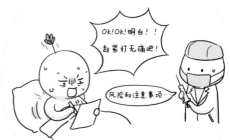

盼星星盼月亮，麻醉师来了，利索地交代风险和注意事项，我大声答应，哪顾得上看条例，抓过笔，赶紧签字画押！我侧过身，感受后背消毒、表皮麻醉、插入注射器，最后推入麻醉剂。麻醉师说，下次宫缩疼痛就会减轻，15 分钟后就不疼了。谢天谢地。

无痛真是奢侈的享受，不一会儿医生就给夹闭了，因为宫口已全开。11 点 45 分，进入下一轮战斗。

9 月 9 日中午

都说第二产程巨疼，我倒没觉得，第一是感谢麻醉的余波，其次拼命用劲儿的时候就顾不上疼了。医生先伸进去两根手指，帮胎儿的头略微转了一点，好让宝宝以更好的角度出来，然后讲解动作要领：宫缩开始时深吸气，跟着她数十个数，同时憋气用劲，手扒开膝盖像给宝宝打开门。以前听人说生孩子是"泥沙俱下"，虽然我没这么夸张，但可以理解——生孩子和拉粑粑使用的是同样的肌肉和用力方法。据顾有容报告，我对动作掌握得特别好，每次用力都非常有效。但也由于麻醉还有作用，不是很容易判断宫缩开始，周围的人貌似无法了解我的感受，给我急得不行。更令人发指的是，中途医生竟还让顾有容给我喂吃的……我心里直骂，谁顾得上吃！吃了又不能马上变成 ATP！恨不得把吃的打飞到他们脸上。但紧急关头也没闲心发脾气。我拼命地说"不吃不吃不吃"（愤怒地），同时不停地问他们到宫缩了没有。他们还一度想让我吃，我像哑巴干着急，恨不得把检测仪屏幕转过来，自己看宫缩的示数。

医生最终放弃了让我吃东西，喊道："非常好！就这么用劲！"同时帮我扩张阴道口。不一会儿，她喊："看见头发了！"还喊顾有容过去看，多亏小娃头发多；一会儿又喊看到脑壳了，距离外面只有 1 厘米！

这时院长大人突然出现，顶替了医生的位置。上来先聊天，说门诊好几个孕妇问起我，说我是健身教练……院长坐定之后局势突飞猛进，两三次宫缩加上用力，突然一下感觉一团东西圆润地出去了。这时只听到院长的声音："头出来了，下面不要管宫缩了，听我的口令用劲。好，使劲！"什么东西润滑又圆滚滚地应声出去了。3 秒后，一个清脆和陌生的声音喊着："哇，哇哇！"不出几天，这个声音和这句话变得异常熟悉，成为我们和米花交流的唯一语言。

从我的角度看不见小娃，但听到一帮人在我左边折腾（是在给宝宝擦干身体和处理脐带），说 12 点 15 分出生。突然，一双光溜溜的小腿和小屁股被举在我的面前，护士问："男孩女孩？"

怀孕需要改变什么

我："女孩！"小娃的脸迅速和我的脸贴了一下,就拿开了。

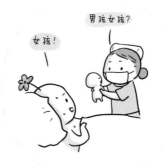

我感情迸发,周围人赶紧制止,说要保持平静以便娩出胎盘。院长指挥我适当用劲,一大坨软塌塌的东西被揪出来了,上面连着手指一样粗的长长的脐带,还缀着羊膜。举起来,居然那么大。以前听说有人把自己的胎盘埋在树下,也有人做成胎盘馅包子和胎盘汤……听起来恶心,但亲眼看到胎盘时还是激动不已。科学精神放光芒！我说："等等,我要照相！"于是有了血淋淋的合影。

护士来看奶,捏住一挤,呼啦冒出几大滴,把我吓了一跳,护士惊呼"看到你的奶头心情就好,大小合适",立马把米花捧上来。软塌塌的小嘴罩住奶头,吧嗒吧嗒开嗷。生物本能太伟大！初乳是小娃脱离脐带后,靠自己能力摄入的第一批来自外部的食物,体内菌群也将随之建立,因为吸奶过程中还吞下了乳头上的需氧菌和乳管内的厌氧菌。这些菌也能调动起小娃的免疫系统。

吃了两口,小娃又被拎到旁边小床上接种乙肝疫苗、注射维生素 K。之前医生摸我肚子,非说她就 5 斤,生出来一称：6 斤 1 两,49 厘米长——标致的小姑娘！

后 记

生娃之后，时间过得飞快，这话果然不假，恍如还没做什么事儿，老大已经到了要上学的年龄，二崽也马上要成为一个幼儿园小朋友了。

有些话我一直想对准妈妈说，首先，不要怀疑，你一定会享受做一个妈妈，甚至，你在回忆的时候，可能会喜欢生孩子的过程。

生米花之前，我觉得自己不会比喜欢我家的猫更喜欢孩子；在生二崽之前，也觉得无论如何我都会更喜欢老大。米花三岁之前，我基本上除了工作，不乐意和米花分离半步，抓紧一切时间陪她，甚至怀米菟的全流程，都是米花陪我一起产检的。

发动的前一晚，顾有容总算出差回来了。夜里 3 点突然开始宫缩，我们用毛巾被包上光溜溜的老大，就去了医院，路上赶上了当年北京最大的一场雨。在医院的单间里，我边疼边走，完全睡不着觉，扭头一望，米花和她爸爸一人一张床，睡得好香……第二天考虑到米花要午睡，把我爸妈叫来接孩子，顾有容刚送她出去，剧烈的频繁宫缩就开始了，当时我就想，天啊，不会老公上楼回来我都孤独地生完了吧！所幸他及时赶来了。我问医生，我的无痛分娩呢，她们露出嘲笑，说你都二胎了要什么无痛，我说我要！她们继续笑，麻醉师还没来你都生完了。果不其然，生产过程比第一胎更快更顺畅。中途暗示成功，让顾有容给我拍了

怀孕需要改变什么

视频。他说一看我眼神就知道了，生完老大我估计反复问了几十次究竟生孩子是什么样的，实在是太神奇太精妙了！婴儿那完美的转身，完美的折叠，完美的滑出……每一次出生，似乎都是无数不确定性下的最优解。

我使劲全身力气大声问，男孩还是女孩啊？"女孩。"

完美！乐翻天了。

米花午睡醒了来医院找我，结果，我怀中多了个小包裹大小的妹妹。她还是个宝宝呢，就已经成为了姐姐，要承担很多委屈和责任了呢。

当时我发了个朋友圈，说看起来还是老大米花更漂亮啊，老二随老大的辈分，叫米菟吧。

最终事实证明，从自己身上掉下来的肉，无论如何都独一无二，怎么都喜欢。现在，我乐意在抱着米菟的时候，闻她的头发，闻她满身的味道。太令人沉醉了。顾有容说："你整天吸孩子……"

很多人曾经问我，不是一个爱孩子的人，觉得生孩子会让自己没有了生活。作为一个生物专业的学生，我相信演化的力量（前方鸡汤预警……），人类之所以繁衍成功，一定能通过种种机制确保妈妈最爱孩子。同事说我是重症"妈癌"患者——我想说谁不是呢，当妈妈真是世界上最令人享受的病了。

如果你觉得一个享受着当妈妈的人，难以让没当妈妈的人信服的话，那么，这一点可能会鼓励你：哪怕有了孩子，生活还是能同样有趣，事实上，孩子能带来另一种快乐，一种没有孩子的时候很难想象到的快乐。与此同时，只要尽量去捍卫，不管是私密时间、二人世界，还是闺蜜时间，都是可以拥有的。

我在两段产假期间，都是自己在带孩子，一是自己喜欢亲力亲为，二是觉得维护隐私还是比较重要的。第二段产假带米花和米莵，每天都很惬意和幸福。带米花那时候的确有点崩溃，米花三个月大的时候，我们计划带她去台湾，所以临时安排了行前的睡眠训练……中途把自己整崩溃了，这是我唯一一次在带孩子期间哭了，对顾有容说："是有点后悔的，为啥给自己找这个麻烦。"顾有容说："我没想那么多，这是咱俩一起完成的一件事，也是很甜蜜的。"这句话成了我转变心态的分水岭，从那时候，就如同走上了正能量的道路，一发不可收拾。

无非是见招拆招而已，相信为母则强，你有超出自己想象的超能力。

看着眼前的书稿，最明显的感触是，有孩子之前，一切都是关于自己，哪怕是对怀孕的关心，更多的也是出于对自己的关注，但有孩子之后，一切都是关于孩子。现在，我的两个宝宝已经过了只有吃喝拉撒的年龄，他们的智力突飞猛进，思维尚没有定式，就能给人相当多的惊喜和欢乐了。前几天在审读书稿时，顺便跟米花、米莵一起，翻看了她们从出生到现在的点滴。照片和视频中，每隔一段，娃的脸和身材比例都变一个样子，但无论如何，米花米莵两姐妹，都越来越漂亮了，令人格外有成就感。米花最喜欢看的是米莵从妈妈产道里生出来的视频，剪断脐带的时候，

怀孕需要改变什么

小娃娃哭得脸都紫紫的，而当她看到自己出生时妈妈和胎盘的合影，忽然惊慌失措："妈妈，这些血是我的还是你的呀？"我说是妈妈的，米花大大舒了一口气……

孩子是一种甜蜜的负担，也会带来不同的焦虑。有了孩子之后，我逐渐习惯了规划和珍惜生命力，也更惜命了：一定要按时回家啊，一定要平安啊！不然米花米菟变孤儿了，不然米菟没有奶吃了……现在两个宝宝又都面临接受教育的问题，作为海淀家长，每天接受着信息的轰炸……

但此时，我总是想起米花出生之前，我的医生在产妇学校的课堂上分享自身感悟的场景。我记得他讲出这句话的时候，会议室里突然就响起了音乐。他的话让我时常反省，让我回到自己的本心，现在也分享给你们。

他说："你们在陪孩子长大的过程中，会感受到挫败、焦虑、失望，你甚至也会因为孩子不听话、考试考砸了而愤怒。在这些时刻，请你们静下来，回想现在的时刻，我们原本期待孩子的，是快乐、健康、幸福，就只有这么多而已。"

附录 待产和产后购物清单

新手妈妈需要的:

· 哺乳内衣

专用的哺乳内衣会有特殊的设计,方便单手打开一侧(另一只手还需要抱住宝宝)。市面上的哺乳内衣的设计也很多样,有的是从内衣带上解开,有的是从鸡心处解开,如何选择要看个人习惯。我比较喜欢从内衣带上解开,感觉比较顺手。挑选时,舒服是第一位的,如果能兼顾美观就更好了。不要想着只是在产假三个月临时穿一穿,就选便宜的。因为哺乳是个大事,可以影响妈妈的心情。材质布料,甚至是内衣设计,都尽量挑自己满意的。需要提醒的是,有一些主打舒适的哺乳内衣只有一层弹力较好的布作为承托,未来上班之后,可能也需要换款式来避免尴尬。

· 乳房侧面开口的哺乳服

最初,选择侧面开口的哺乳服操作更方便,但后来喂奶习惯了,对衣服也没有那么高的要求,基本都是撩起衣服直接喂。

· 乳头护理霜

需要用到护理霜的情况也是因人而异,很多妈妈只有最初一个星期需要用,每次只需要一点点。一般来说,两周之后,乳头就习惯了吮吸,不再需要了。

怀孕需要改变什么

- 产前和产后用卫生巾（或夜用型卫生巾）

产前有时候会有分泌物增加，用护垫通常就够了。顺产的话，生完之后的两个星期排恶露的量比较大，像是一次量比较大的月经，产妇卫生巾或者夜用卫生巾都可以。

- 开塞露

产后第一次排便，是很多妈妈的痛苦回忆。准备一个开塞露，同时注意产后饮食上纤维素的摄入，都会有帮助。

- 防溢乳垫

娃吃奶的时候会引起妈妈的泌乳反射，两侧奶是一起出的，因此，宝宝吃一侧乳房时，另一侧就需要垫防溢乳垫，免得把衣服弄湿。或者用小毛巾塞在另一侧内衣里，也可以起到同样的作用。

- 哺乳枕

能帮助新手妈妈调整好抱娃哺乳的姿势，把娃的位置抬高，避免妈妈背部酸痛。

- 舒服可以靠的椅子

最开始喂奶姿势紧张，经常坐在床上喂，背部没有支撑，容易背疼，选一把舒服的椅子非常重要。

- 吸奶器

推荐双边的吸奶器，但是每个人适合的种类也不一样。有的妈妈用最便宜的手动吸奶器就能吸得很好，也有人会买单边电动吸奶器。但有的人（比如我），用单边吸奶器就需要超级长的时间。在遇到这种情况时，不要着急，或许你就是适合双边吸奶器的那种妈妈。这是因为婴儿吮吸的时候会产生泌乳反射，导致两边乳房的奶一起流，持续一两分钟，叫"奶阵"，这个时候，两边一起吸，会更加有效。另外，我个人还有个小经验，娃最初吸奶不给力，吃完一边就不吃另一边了，几次让我乳腺炎发作。我就购置了一个手动吸奶器，娃在一边吸，另一边用单的手动吸，有时候可以缓解堵奶。

新生儿需要的：

· 婴儿护理全套（包括浴液、按摩乳、润肤油）

按摩乳在最初阶段特别好用，因为婴儿需要天天进行抚触；润肤油不是必需的，我家的两个宝宝都生在夏天，润肤油基本上没用过。

· 防晒霜

小婴儿比大人更容易晒伤，新生儿一次户外活动最好不要在太阳底下待超过 30 分钟，一天累积不超过 3 小时，尤其不要在阳光下直晒。等到大一些，就皮实了。

怀孕需要改变什么

• 多准备一些种类的奶瓶、奶嘴

我当时买的奶瓶配套有新生儿 1 号奶嘴，但是产假期间其实没有用过奶瓶，所以 1 号奶嘴最终也没有用过。如果像我一样在产假期间亲喂，可单买 2、3 号，米花七八个月大的时候就用 3 号奶嘴了。准备不同品牌和形状的奶嘴，主要是因为妈妈上班之后，不少婴儿会挑剔奶嘴，拒绝用奶瓶。可以给宝宝尝试不同的奶嘴，让他们快速适应奶瓶，缩短"绝食期"。

• 少量奶粉

不是所有宝宝都需要奶粉，这个看自己情况，酌情准备。

• 安抚奶嘴

为了避免婴儿太小的时候使用安抚奶嘴而造成乳头混淆（也就是不吃妈妈的奶），主流科学建议 6 个星期的小婴儿再开始使用。最初使用，婴儿肯定有推舌反射，会把奶嘴往外顶，可以反复让宝宝尝试和学习，慢慢就习惯并且喜欢上了。有人担心奶嘴用上了，未来会不容易戒掉。这种担心也是大可不必的。安抚奶嘴只是宝宝用来安慰自己的一种小道具而已，就像有的小婴儿会吃手指安抚自己一样，而吃手可是比安抚奶嘴更不容易戒掉的，因为手更容易获得……此外，吃手不卫生，还容易把手指啃坏。

· 吸鼻器

别以为擤鼻涕是天生就会的……小宝贝的鼻腔分泌物多了，可能影响他们睡觉，让他们感到不舒服而且经常醒来，这时候爸妈可以用吸鼻器把鼻涕吸出来。吸鼻器中间有一个小瓶子，不用担心吸到大人的嘴里去。

· 婴儿护理用平头镊

有时候鼻涕吸不出来，需要夹出来，但操作的时候要格外小心，不要过于深入鼻腔，免得伤害他们脆弱的鼻腔黏膜。

· 碘伏、棉签

用于脐带护理以及其他伤口的消毒。

· 婴儿指甲剪

如果大人的指甲剪顺手，婴儿专用的也不是必需的。一把好用的指甲剪能节省不少时间。有的婴儿指甲剪设计得很贴心，刀口上方配有一个小放大镜——宝宝的小指甲可是真小啊。

· 婴儿睡袋

如图是常见的婴儿睡袋。要注意的是，睡袋的目的不全是为了保温，更重要的是，睡袋两侧专门有"翅膀"绑住胳膊，防止婴儿因为惊跳反射惊醒。睡袋不会绑住腿，不会影响腿部发育。

怀孕需要改变什么

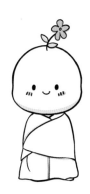 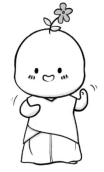 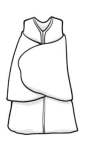

· 婴儿背巾

　　很多育儿读物都推荐过不同的婴儿背巾，比如《西尔斯亲密育儿百科》里推荐过一种，刚出生的新生儿就能用。背巾把宝宝稳定地兜在爸爸妈妈胸前，婴儿的身体自然弯曲，也是他们喜欢的姿势。而背负者则可以解放双手，也能走来走去做自己的事。但是新手爸爸妈妈可能需要多调整，找到宝宝和背负者都舒服的姿势。通常来说，宝宝在背巾里可以得到很好的安抚，更容易安睡。米花刚出生 4 天时，我们就把她裹在背巾里去北大参加活动了。有时候哄睡也用得上，走动一下，宝宝很容易睡着。

· 婴儿背带

　　主要的功能是带着宝宝出行。婴儿背带都有建议的使用年龄，最好仔细查阅。建议购买靠谱的品牌，因为婴儿背带可不像看上去那么简单，好的婴儿背带有背负系统，可以避免背负者背疼，还针对小月龄宝宝有安全绳，避免宝宝太瘦漏出去……米花小时候特别瘦，而且脖子软，大概两三个月大的时候，放进背带里直摇晃，还要塞毛巾把小脑袋固定在背带中间（米莌长得壮，就没有这个问题，一个月大就可以稳稳地在背带里待住）。米花三个月大时和我们一起去台湾，那时候她的脖子已经能立了，背带所给予的支撑很合适，背带方便操作这个优势就凸显出来了。有了这些背娃神器，我和顾有容每天都很愿意把娃拴在身上。

· 婴儿床

不要用枕头，枕头放在床上有窒息风险。

· 新生儿尿布

关于新生儿的体重增长，不同的宝宝之间差别比较大，因此新生儿型号（NB）的尿布不需要囤特别多。尿布尽量勤换，尤其排便之后，保持干爽是避免红屁股的最佳办法。

· 擦屁股湿巾

· 护臀霜

· 液体维生素D（VD）

VD是6个月以内的母乳或者配方奶喂养的小婴儿唯一需要

补充的营养元素，钙和铁都是不需要的，奶里的已经足够了。

3 个月以内的小婴儿发烧 38℃以上要去医院，3~6 个月之间发烧 39℃可以用退烧药，但这么大的婴儿只能用对乙酰氨基酚，6 个月之后也可以用美林，即布洛芬。给婴儿用任何药，一定仔细阅读说明书，看好禁忌。

更大的婴儿需要的：

• 热奶器

吸出来的奶可以短时间在冷藏室保存，最长 3~5 天，冷冻保存时间可以略长一些，但也最好不要超过 3 个月。给小宝贝喂之前要加热到适合的温度，这时就需要用到热奶器。注意喂奶之前还是需要测试一下温度，可以在手腕内侧皮肤上滴一滴，看看是不是还烫。

• 蒸汽灭菌锅或者其他灭菌锅

用于每天消毒吸奶的设备和奶瓶

• 储奶袋

• 背奶用的密封奶瓶

• 隔热背包（背奶用）

· 大一个阶段的婴儿睡袋

小的很快就短了，宝宝更大之后爱爬爱动，有可能还需要用到分腿的睡袋。

· 哺喂勺（非必须）

这是一个方便喂比较稀的辅食的小勺子，上面有大约 50 毫升容积，宝宝每吃掉一口，一挤就出来更多。不仅可以吃辅食用，还可以喂汤和果汁，如果婴儿拒绝用奶瓶，也可以喂水甚至喂奶救急。

· 婴儿咬咬胶、咬咬袋（长牙且能抓握时才用）

· 婴儿牙刷、牙膏（长牙且能抓握时才用）

刷牙应该从婴儿长第一颗牙齿就开始，最初婴儿都是抗拒的，但还是应该坚持，让他们逐渐适应刷牙。

· 鸭嘴杯（学习喝水的时候用）

· 婴儿围嘴

· 婴儿吸管杯

宝宝大概到 10 个月才会用吸管。

· 防晒帽，尤其可以考虑有防晒系数的帽子

· 吸盘碗

防止小朋友把饭打翻。但米花很倔，吸盘碗吸在桌上掰不下来，她就很生气……

· 会感知温度的小勺子（温度高会变色提示）

· 保温盘（非必须，我家孩子基本没用上）

· 防撞条、防撞贴

· 痱子粉

· 防晒衣

· 爬行垫

在学爬阶段，给孩子准备一个可以自由爬动的安全空间是非常重要的，尤其注意严禁孩子进入厨房。

· 洗澡书（非必须）

· 洗澡玩具和其他玩具，比如床铃

在宝宝能感知世界之后，早上就可以自己对着床铃玩一会儿了，带八音盒的就更好了。

· 各种罐头、辅食……（看自家情况）

图书在版编目(CIP)数据

怀孕需要改变什么/刘旸著;曾小兰,陈颖瑶绘. —
北京:商务印书馆,2021
ISBN 978-7-100-20291-6

Ⅰ.①怀… Ⅱ.①刘…②曾…③陈… Ⅲ.①妊娠
期—妇幼保健—基本知识 Ⅳ.①R715.3

中国版本图书馆 CIP 数据核字(2021)第 173779 号

怀孕需要改变什么

刘旸 著

曾小兰 陈颖瑶 绘

商 务 印 书 馆 出 版
(北京王府井大街 36 号 邮政编码 100710)
商 务 印 书 馆 发 行
北京新华印刷有限公司印刷
ISBN 978-7-100-20291-6

2021 年 10 月第 1 版 开本 880×1230 1/32
2021 年 10 月北京第 1 次印刷 印张 6⅜
定价:56.00 元